193 Anaesthesiologie und Intensivmedizin
Anaesthesiology and Intensive Care Medicine

vormals „Anaesthesiologie und Wiederbelebung"
begründet von R. Frey, F. Kern und O. Mayrhofer

Herausgeber:

H. Bergmann · Linz (Schriftleiter)
J. B. Brückner · Berlin   M. Gemperle · Genève
W. F. Henschel · Bremen   O. Mayrhofer · Wien
K. Meßmer · Heidelberg   K. Peter · München

Experimentelle Anaesthesie: Ethik und Planung

Zentraleuropäischer Anaesthesiekongreß
Graz 1985   Band IV

Herausgegeben von
W. F. List, J. O. Arndt, K. Steinbereithner
und H. V. Schalk

Mit 14 Abbildungen und 13 Tabellen

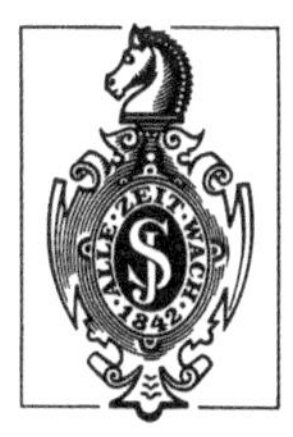

Springer-Verlag
Berlin · Heidelberg · New York
London · Paris · Tokyo

Prof. Dr. Werner F. List   Dr. Hanns Volker Schalk
Institut für Anästhesiologie der Universität Graz,
Landeskrankenhaus, Auenbruggerplatz, A-8036 Graz

Prof. Dr. J. O. Arndt
Abteilung für Experimentelle Anästhesiologie des Zentrums
für Anästhesiologie der Universität Düsseldorf,
Universitätsstraße 1, D-4000 Düsseldorf

Prof. Dr. Karl Steinbereithner
Universitätsklinik für Anästhesie und Allgemeine Intensivmedizin,
Spitalgasse 23, A-1090 Wien

ISBN-13:978-3-540-16631-3   e-ISBN-13:978-3-642-71283-8
DOI: 10.1007/978-3-642-71283-8

CIP-Kurztitelaufnahme der Deutschen Bibliothek
Experimentelle Anaesthesie: Ethik und Planung /
Zentraleurop. Anaesthesiekongreß; Graz 1985. Hrsg. von W. F. List
Berlin; Heidelberg; New York; London; Paris; Tokyo: Springer 1986
Band IV (Anaesthesiologie und Intensivmedizin; 193)
ISBN-13:978-3-540-16631-3

NE: List, Werner F. [Hrsg.]; ZAK < 1985, Graz> ; GT

2119/3140-543210

Vorwort

Vom 11.–14. 9. 1985 fand in Graz der ZAK 85, die 19. gemeinsame Tagung der Deutschen Gesellschaft für Anästhesiologie und Intensivmedizin, der Schweizerischen Gesellschaft für Anästhesiologie und Reanimation (Société Suisse d'Anesthésiologie et de Réanimation) und der Österreichischen Gesellschaft für Anästhesiologie, Reanimation und Intensivtherapie statt. Die nunmehr vorliegenden Kongreßbände geben die ungekürzten wissenschaftlichen Vorträge wieder, die zu den Hauptthemen und Workshops von den zur Teilnahme eingeladenen namhaften deutschsprachigen und ausländischen Kollegen gehalten wurden.

Im vorliegenden Band wird die experimentelle Anästhesie unter dem Aspekt der Ethik und Planung von Versuchen sowohl am Menschen als auch am Tier untersucht. Gerade dieses Problem wird in letzter Zeit in der Öffentlichkeit besonders häufig diskutiert, und so sollte dieses Büchlein als Argumentationshilfe und Nachschlagwerk für diesen sehr speziellen Bereich der experimentellen und klinischen Forschung in der Anästhesiologie dienen.

Die optimale Mitarbeit der Autoren hat es ermöglicht, daß die Kongreßbände nur wenige Monate nach Ende des Kongresses in gedruckter Form vorliegen können. Dem Springer-Verlag sei für die ausgezeichnete Zusammenarbeit und den schnellen Druck gedankt, der die volle Aktualität durch eine so frühzeitige Herausgabe der beim ZAK 85 in Graz gebrachten wissenschaftlichen Arbeiten ermöglicht hat.

Graz, im Juli 1986   Werner F. List

Inhaltsverzeichnis

Adressenverzeichnis der Beitragsautoren

Prof. Dr. J. O. Arndt
Abteilung für Experimentelle Anästhesiologie des Zentrums für
Anästhesiologie der Universität Düsseldorf, Universitätsstraße 1,
D-4000 Düsseldorf 1

Prof. Dr. A. Doenicke
Institut für Anästhesiologie der Ludwig-Maximilians-Universität
München, Bereich Poliklinik, Pettenkofer Straße 8a,
D-8000 München 2

Prof. Dr. K. Falke
Institut für Anästhesiologie der Medizinischen Einrichtungen
der Universität, Moorenstraße, D-4000 Düsseldorf 1

Prof. Dr. Dr. A. Grünert
Abteilung für Experimentelle Anästhesie des Zentrums für
Anästhesiologie, Oberer Eselsberg M 23, D-7900 Ulm (Donau)

Prof. Dr. K. Steinbereithner
Abteilung für Experimentelle Anästhesie, Klinik für Anästhesie
und Allgemeine Intensivmedizin, Spitalgasse 23, A-1090 Wien

Priv.-Doz. Dr. W. Tolksdorf
Institut für Anästhesiologie und Reanimation, Klinikum
Mannheim, Theodor-Kutzer-Ufer, D-6800 Mannheim 1

Prof. Dr. K. van Ackern
Institut für Anästhesiologie, Klinikum Großhadern,
Marchioninistraße 15, D-8000 München 70

Tierexperiment und Tierschutz

J. O. Arndt

In ihrem 1959 erschienenen Buch „The Principles of Humane Experimental Technique" schreiben Russel und Burch:

> „Nicht die Art eines Versuches bestimmt, ob sich ein Wissenschaftler der Inhumanität schuldig macht, sondern die Ablehnung, Gleichgültigkeit oder fehlende Bereitschaft, sich mit den wissenschaftlichen und ethischen Aspekten des Tierschutzes auseinanderzusetzen".

Dieser Satz ist Leitidee für diesen Beitrag; er will nicht die tierexperimentelle Forschung rechtfertigen, sondern nur über die ethischen und gesetzlichen Rahmenbedingungen für die tierexperimentelle Forschung informieren.

Der Autor muß bekennen, daß er, obschon er seit 1963 im In- und Ausland an Tieren experimentiert hatte, sich erst durch die Ende der 70er Jahre entflammte Tierschutzdebatte veranlaßt sah, manche Versäumnisse nachzuholen und sich auch über die Hintergründe der Debatte kundig zu machen. Davon möchte er im folgenden etwas weitergeben und das Thema unter drei Gesichtspunkten behandeln:

1. Ethische Bewertung der Mensch/Tierbeziehung aus kulturhistorischer Sicht
2. Geschichte des Tierexperiments als Erkenntnisprinzip in der Medizin
3. Tierschutzgesetzgebung

Ethische Bewertung der Mensch/Tierbeziehung

Die ethische Einstellung des Menschen zum Tier unterliegt einem ständigen Wandel. Schon das Töten von Tieren für Ernährung, zum Sport oder gar zur Unterhaltung war seit altersher Gegenstand sittlicher Konflikte. Demgegenüber ist die ethische Problematik, Tiere auch zur Gewinnung wissenschaftlicher Erkenntnisse oder zu Lehrzwekken zu verwenden und ihnen dabei Schmerzen, Leiden oder gar den Tod zuzufügen, erst seit etwa 150 Jahren Gegenstand öffentlicher Erörterungen.

Was das Verhältnis zwischen Mensch und Tier anbelangt, geht es im Kern um die Frage, ob der Mensch zwischen sich und dem Tier eine Wesensgleichheit oder einen Wesensunterschied sieht. Den Wandel der Betrachtungsweisen verdeutlicht ein kurzer Rückblick auf die Geistesgeschichte (siehe Tabelle 1).

Nach der jüdischen Gedankenwelt des Alten Testaments – nachzulesen im 1. Buch Moses, Vers 28 – ist der Mensch als Ebenbild Gottes aufgefordert, sich die Welt unter-

Tabelle 1. Mensch/Tier-Beziehung aus religiöser und philosophischer Sicht

Religiöses Denken		**Philosophisches Denken**	
	Mensch/Tier-Beziehung		Mensch/Tier-Beziehung
Jüdisches Denken		*Griechisches Denken*	
Altes Testament	Wesensunterschied	Aristoteles	Wesensunterschied
1. Buch Moses	Mensch Gottes Ebenbild	384–322 v. Chr.	Vernunft, unsterblicher
	Herrschaftsauftrag		Seelenanteil,
	Gebot der Barmherzigkeit		Affekte/Triebe
	und Erhaltung		Sterblicher Seelenanteil
Christliches Denken		*Humanismus*	
F. von Assisi	Wesensgleich	E. von Rotterdam	Wesensunterschied
1181–1226	Brüderlichkeit	1496–1536	göttlich-seelisch/
	Vegetarismus		leiblich-tierisch
		Neuzeit	
Th. von Aquin	Wesensunterschied	R. Descartes	Wesensunterschied
1225–1274	Tier nicht Träger von	1596–1650	Seele = Denken
	Rechts- und		Tier: Reflexmaschine
	Liebespflichten		*Körperding*
			Wesensunterschied
A. Schweitzer	Wesensgleich	I. Kant	unnötiges Quälen
1875–1965	Töten von Tieren „grausige	1724–1804	mißbilligt
	Notwendigkeit"		Wesensgleich
	Philosophen nach Descartes	A. Schopenhauer	Tier hat Rechte, d. h. der
	hätten darauf geachtet,	1788–1860	Mensch Pflichten gegen-
	„daß ihnen keine Tiere in		über dem Tier.
	ihrer Ethik herumliefen"		Wesensunterschied
		K. Popper	Bewußtsein Mittler
		1902	zwischen Materie und
			Geist.
			Tier kann zwar wahrneh-
			men, existiert aber nur in
			der physikalisch-biologi-
			schen Welt

tan zu machen und über alles Getier zu herrschen. Allerdings wird dieser Herrschafts-
auftrag durch das Gebot zur Liebe, Barmherzigkeit und Bewahrung der Natur wieder
eingeschränkt.

Im christlichen Denken des Mittelalters trifft man auf zwei völlig konträre Ansichten.

Franz von Assisi negiert in seiner Ethik von der Brüderlichkeit von Mensch und
Tier, daß zwischen beiden ein prinzipieller Unterschied bestehe und verbietet folge-
richtig jedwedes Töten von Tieren, auch zum Zwecke der Ernährung.

Dieser extreme Standpunkt hat sich in der Folgezeit allerdings nicht durchgesetzt.
Weit nachhaltiger wirkte die naturphilosophische Lehre des Thomas von Aquin, der
übrigens die Philosophie des Aristoteles an die Glaubensdogmatik der Kirche anpaßte
und damit die Vernunftswahrheit gleichberechtigt neben die Glaubenswahrheit der
Kirche stellte.

Nach Ansicht des Thomas von Aquin ist der unsterblich-göttliche Seelenanteil die
nur dem Menschen eigene Vernunft, der sterblich-tierische Seelenanteil die an den

Körper gebundenen Affekte und Instinkte. Da das Tier keine Vernunft habe, könne es weder Person noch Träger von Rechts- und Liebespflichten sein.

Diese Vorstellung beherrschte auch das Denken der Philosophen bis in das 19. Jahrhundert. Aufgrund seiner Denkfähigkeit und Vernunft sei nur der Mensch zur Anschauung von Ideen fähig, während Affekte und Instinkte, die sterblich-tierischen Seelenanteile, das Leben der Tiere bestimme.

Erasmus von Rotterdam bringt diese Anschauung auf die einfache Formel: Hättest Du keinen Leib, so wärst Du göttlich, hättest Du keinen Geist, viehisch.

Descartes schließlich reduziert die Seele auf das Denken und macht das Tier zum Körperding, zu einer Reflexmaschine, die nur das Notwendige, nicht aber das Zweckmäßige vollbringen kann.

Empört stellt deshalb Albert Schweitzer fest, daß das religiöse und philosophische Denken nach Descartes sorgfältig darauf achtete, „daß Ihnen keine Tiere in der Ethik herumliefen".

Ein Wandel in den Ansichten deutet sich Ende des 18. Jahrhunderts an. Kant z. B. billigt dem Menschen eine Sonderstellung zu. Das Tier habe keine Vernunft, sei deshalb nicht verpflichtungsfähig und könne zum Nutzen des Menschen verwendet werden. Gleichwohl mißbilligt er aber ausdrücklich das unnötige Quälen von Tieren.

Schließlich nähert sich Schopenhauer wieder den Vorstellungen des Franz von Assisi. Nach seiner Ansicht nämlich unterscheiden sich Mensch und Tier auch in bezug auf die Intelligenz nur graduell, das Tier habe Rechte, und folglich der Mensch auch Pflichten gegenüber dem Tier. Daß das in der Vergangenheit in Abrede gestellt wurde, brandmarkt Schopenhauer als Ausdruck einer empörenden Roheit und Barbarei der jüdisch-christlichen Geisteshaltung. Doch ungeachtet dieses Standpunktes gehen auch moderne Philosophen wie z. B. Karl Popper von der Singularität des Menschen aus. Der Mensch stehe mit seinem Bewußtsein als eine Art Mittelwesen in wechselseitiger Wirkung zur Welt der Materie wie zur Welt des Geistes. Diese Art der Wechselwirkung sei auch den höchstentwickelten Tieren völlig verschlossen. Zwar könnten Tiere wahrnehmen, gleichwohl existierten sie anders als der Mensch nur in einer physikalisch-biologischen Umwelt, die sie bewußt wohl nicht erfassen können.

Im abendländischen Denken werden also in Teilbereichen Wesensähnlichkeiten zwischen Mensch und Tier zugegeben, doch wird an der Vernunft und dem Selbstbewußtsein ein Wesensunterschied erkannt, aufgrund dessen der Mensch sich nicht graduell, sondern auch qualitativ vom Tier unterscheidet. Die Vernunft also macht den Menschen zum überlegenen Geschöpf, die ihn gleichzeitig aber auch als einziges irdisches Wesen in den Stand setzt, ethisch und moralisch zu handeln.

Der Tierversuch aus historischer Sicht

Der Tierversuch wird schon in den Schriften des Hippocrates erwähnt, ist also so alt wie die westliche Medizin und gehört neben der medizinisch-philosophischen Spekulation, der Beobachtung und dem Heilversuch zu den Grundelementen zur Erlangung von medizinischen Erkenntnissen.

Galen (129–199) war allerdings der Erste, der im zweiten Jahrhundert nach Christus an Tieren experimentierte. An Affen und Schweinen versuchte er durch Ausschaltungs- und Unterbindungsexperimente die Geheimnisse der Atmung, des Kreislaufs, des Nerven- und Verdauungssystems zu lüften.

In den folgenden vierzehnhundert Jahren sind dann allerdings von planmäßigem Experimentieren keine Spuren mehr zu finden. Die Autorität Galens war so gewaltig, daß seine Beobachtungen und Interpretationen jahrhundertelang nicht in Zweifel gezogen wurden. Das überrascht nicht; denn die Scholastiker des Mittelalters stützten sich auf das von Aristoteles entwickelte Schlußverfahren als Erkenntnis-Methode. Man ging von Bekanntem aus und versuchte dann, durch Analogieschlüsse Neues zu erkennen.

Erst durch die Entdeckung von Kopernikus, Kepler und Galilei wurde klar, daß es auch andere Quellen der Naturerkenntnis gab. Die Naturwissenschaften wurden als eine empirische Wissenschaft begriffen, d. h. ihre Objekte wurden primär aus Erfahrung erkannt. Um dann zu allgemeinen Gesichtspunkten zu gelangen, wurden die Einzelerscheinungen untersucht und gemeinsame Merkmale oder Beziehungen zwischen ihnen aufgedeckt. Die Methode der Induktion also führte vom Einzelnen zum Allgemeinen, d. h. zur Hypothese. Umgekehrt benutzte man die Deduktion, um vom allgemeingültigen Gesetz auf das Einzelne zu schließen, d. h. die Hypothese zu überprüfen.

Francis Bacon (1561–1626) wendet sich dann als Erster gegen den unproduktiven Wissenschaftsbetrieb der Scholastiker, weil sie notwendigerweise immer von Vorurteilen ausgingen, also bewiesen, was schon bekannt war und deshalb nie zu neuen Erkenntnissen gelangen konnten. Nach seiner Ansicht hat die Wissenschaft die einzige Aufgabe, dem Menschen die Wege zur Beherrschung der Natur zu weisen; sich selber und anderen zum Nutzen zu leben, ist nach Bacon höchste Sittlichkeit.

Vor dem Hintergrund dieser Einsichten entwirft Bacon in seinem Staatsroman „Nova Atlantis" die Verfassung eines vollkommenen Staatswesens, dessen Bestand weitgehend durch die Errungenschaften der experimentellen Forschung gesichert wird. Für die medizinische Forschung konzipiert er Tierversuchsanlagen, in denen Arzneimittelprüfungen vorgenommen werden sollten. Er sagte: „Wir machen an Tieren Versuche mit allen Giften, Gegengiften und anderen Heilmitteln, sowohl auf medizinische wie auch chirurgische Weise, um den menschlichen Körper besser schützen zu können".

Nur in diesem geistigen Klima konnte mit der Entdeckung des Kreislaufs durch William Harvey (1578–1657), dessen Patient übrigens Bacon war, die naturwissenschaftlich-experimentelle Periode der Medizin beginnen. Das Experimentalwesen bezog also seine Rechtfertigung vor allem aus der Betrachtung der Nützlichkeit für den Menschen, der Gedanke, das Tier zum Gegenstand ethischer Betrachtungen zu machen, mußte als abwegig erscheinen, weil die vernunftsbedingte Sonderstellung des Menschen seinerzeit nicht in Zweifel gezogen wurde.

Was damals allerdings ohne Narkose und ohne Anwendung schmerzlindernder Medikamente an Tieren geschah, war Vivisektion im echten Sinne des Wortes. Durchtrennung von Nerven, von Gefäßen, Eröffnung von Körperhöhlen, Blutdruckmessungen an einem gefesselten Pferd, dem der Pfarrer Hales eine Gänsegurgel als Katheter in die freigelegte Arterie eingebunden hatte, und die mannigfaltigen Experimente des Claude Bernard an kurarisierten, aber nicht narkotisierten Tieren würde heute als unethisch abgelehnt. Kein Wissenschaftler würde heute derartige Versuche vornehmen oder dulden. Im engen Kreis der gebildeten Laien wurden derartige Versuche wohl toleriert, weil ihrem Nutzen für den Menschen ein höherer Stellenwert als den Leiden des Tieres zuerkannt wurde. Doch in dem Maße, wie zu Beginn des 19. Jahrhunderts das naturwissenschaftliche/experimentelle Erkenntnisprinzip das medizinische Denken dominierte und damit die Zahl der Tierversuche zunahm, regte sich Widerstand, zunächst in England, in Frankreich, aber auch im deutschen Sprachraum. Bemerkenswerterweise treten die Wortschöpfungen „Tierquälerei" und „Tierliebe" erst Anfang des 19. Jahrhunderts im deutschen Sprachraum auf, und das bekannte Sprichwort „Quäle nie ein Tier zum Scherz, denn es fühlt wie Du den Schmerz" ist in Sprichwörtersammlungen vor 1830 nicht zu finden.

Daß sich aber die experimentell tätigen Ärzte schon frühzeitig ihrer Verantwortung gegenüber dem Tier bewußt waren, belegen die in allen Tierschutzgesetzen wiederzufindenden fünf Axiome des englischen Neurologen Marshall Hall aus dem Jahre 1831:

- kein Experiment, wenn die Beobachtung die gleiche Information liefert;
- kein Experiment ohne klares und erreichbares Ziel;
- keine unnötige Wiederholung von Experimenten;
- das Experiment sollte dem Tier nur das geringstmögliche Leid zufügen;
- über jedes Experiment sollte ein Protokoll geführt werden.

Tierschutzgesetzgebung

Tierschutzgesetze reflektieren den öffentlichen Sittenanspruch. Im folgenden wird Bezug genommen auf die Tierschutzgesetze der Bundesrepublik Deutschland 1972, Österreichs 1974 und der Schweiz 1978, deren wesentliche Elemente in Tabelle 2 zusammengestellt wurden.

Im Grundsatz sind alle drei Gesetze ethisch begründet, d. h. sie schützen die Integrität des Tieres aus Respekt vor seinem Leben und erlauben Tierversuche nur für bestimmte wissenschaftliche Zwecke unter eingeschränkter Zulässigkeit.

Tabelle 2. Wesentliche Elemente der Tierschutzgesetze im Hinblick auf Tierexperimente

1. *Grundsatz:* Ethisch begründet: Wert des Versuches im Verhältnis zur Beeinträchtigung des Tieres
2. *Genehmigungs-/Anzeigepflicht:* Tierversuche, die mit Schmerzen, Leiden, Schäden und auch Angst einhergehen.
   Bundesrepublik (1972): Anzeigepflichtig; an *Wirbeltieren* genehmigungspflichtig
   Österreich (1974: Grundsätzlich genehmigungspflichtig
   Schweiz (1978): an *Wirbeltieren* grundsätzlich genehmigungspflichtig.
3. *Zweckbestimmung:* Forschung, Erprobung/Prüfung von Stoffen, Lehre an Hochschulen
4. *Zulässigkeit:*
   Bundesrepublik: Wenn *nur* mit dem Tierversuch angestrebtes Ziel erreichbar
   Österreich: Wenn *berechtigtes* Interesse nachgewiesen werden kann
   Verbot: Muskellähmende Substanzen ohne Narkose!
   Schweiz: Wenn der Beeinträchtigung des Tieres ein überwiegender Wert gegenübersteht.
5. *Sanktionen:* Haft, Geldstrafe

Besonders kritisch werden diejenigen Versuche bewertet, die für das Tier mit Schmerzen, Leiden, Schäden oder auch mit Angst einhergehen können, wobei bestimmte Spezies unter Sonderschutz stehen.

In der Bundesrepublik sind derartige Versuche ungeachtet der Spezies *anzeigepflichtig*, an *Wirbeltieren* in Übereinstimmung mit dem schweizerischen Tierschutzgesetz jedoch grundsätzlich *genehmigungspflichtig*.

In Österreich ist sogar *jeder* Tierversuch, der mit Schmerzen und Leiden für das Tier verbunden ist, *genehmigungspflichtig*.

Welche Arten von Tierversuchen sind überhaupt erlaubt? Die Gesetzgebung geht von der Zweckbestimmung aus. Danach sind Tierversuche nur erlaubt, wenn sie

1. der wissenschaftlichen Forschung, der angewandten Forschung wie der Grundlagenforschung dienen, wenn sie
2. der Erprobung und Prüfung von Stoffen, insbesondere Heil-, Nahrungs- und Genußmittel dienen und
3. schließlich dürfen Tiere auch für die Lehre an Hochschulen verwendet werden, sofern nicht andere Methoden zum gleichen Lehrerfolg führen.

Diese Zweckbestimmungen werden durch die Frage nach der Zulässigkeit allerdings eingeschränkt. So heißt es im Tierschutzgesetz der Bundesrepublik, Tierversuche sind nur dann zulässig, wenn nur mit ihrer Hilfe ein angestrebtes Versuchsziel zu erreichen ist.

Nach österreichischem Gesetz, das übrigens den Einsatz muskellähmender Substanzen ohne Narkose verbietet, muß ein berechtigtes Interesse nachgewiesen werden.

Nach schweizerischer Gesetzgebung schließlich muß der Beeinträchtigung des Tieres ein überwiegender Wert gegenüberstehen.

Drei Punkte sind beim Antragsverfahren genehmigungspflichtiger Tierversuche besonders zu beachten:

1. die Notwendigkeit,
2. die institutionellen Voraussetzungen und
3. die Protokollpflicht.

Zu 1: Bei der Darlegung der Notwendigkeit sind die Ziele der Versuche detailliert anzusprechen und dabei die drei von Russell und Burch 1959 aufgestellten Kriterien, nämlich Ersetzen, Einschränken und Entlasten zu beachten.

Unter dem Blickwinkel des *Ersetzens* geht es um Alternativen: Es gilt abzuwägen, ob ein waches, ein narkotisiertes Tier, eine niedere Spezies, ob isolierte Organe oder Zellkulturen oder gegebenenfalls sogar Pflanzen benutzt werden können.

Einschränken zielt auf die Reduzierung der Zahl an Versuchstieren. Geboten ist, daß nur ein Minimum von Tieren verwendet wird.

Schließlich zielt das Kriterium *Entlasten* auf eine möglichst geringe Beeinträchtigung des Tieres, d.h. es besteht hier das Gebot, die am wenigsten eingreifende und zugleich aussagekräftigste Methode einzusetzen.

Zu 2: Unter dem Punkt „institutionelle Voraussetzungen" geht es dann einmal darum, daß der Versuchsleiter und seine am Versuch beteiligten Mitarbeiter die nötige Sach- und Fachkompetenz nachweisen. Operative Eingriffe dürfen in der Regel nur von Ärzten, Tierärzten oder Biologen mit abgeschlossener Hochschulbildung vorgenommen, die Versuche selber nur von Personen mit abgeschlossener Hochschulbildung durchgeführt werden.

Darüber hinaus sind aber auch die technischen, baulichen und im Hinblick auf die Pflege der Tiere auch die personellen Voraussetzungen anzusprechen.

Zu 3: Schließlich verpflichten die Gesetze zur Protokollierung. Das ist ein sehr wesentlicher Aspekt; denn erst das Protokoll über den Versuch macht ihn zu einem wissenschaftlichen Versuch. Im Protokoll sind der Zweck des Versuches, die Gründe für die Spezieswahl, die Zahl der verwendeten Tiere, die Versuchsbeschreibung und die Ergebnisse festzuhalten.

Die gesetzgeberischen Maßstäbe für die Durchführung von Tierversuchen in der Forschung sind hoch, doch machen sie uns nicht handlungsunfähig. Tierversuche, auch solche, die mit Schmerzen, Leiden, Schäden oder Angst für das Tier verbunden sind, sind nicht grundsätzlich verboten, aber ihre Durchführung wird auch an ethischen Normen gemessen, sie sind deshalb vom öffentlichen Konsens abhängig. Wir müssen also lernen, nicht nur unsere wissenschaftlichen Zielsetzungen der Öffentlichkeit verständlich zu machen, sondern auch darzulegen, daß wir uns im Rahmen der Gesetze und Konventionen bewegen.

In Artikel 7 der in Vorbereitung befindlichen europäischen Konventionen zur Durchführung von Tierversuchen heißt es in aller Klarheit: „When a procedure has to be performed, the choice of the species shall carefully be considered and when required be explained to the responsible authorities. In choice between procedures those should be selected which use the minimum number of animals, cause the least pain, suffering, distress or lasting harm and which are most likely to provide satisfactory results". Gleichwohl: Die Tierschutz-Gesetze, die nur die mißbräuchliche Verwendung von Tieren verbieten und damit nur die äußersten Grenzen des Handlungsspielraums markieren können, müssen ergänzt werden durch eine *positive Verantwortungsethik der Wissenschaftler;* denn erst dadurch wird der Handelnde verpflichtet, den Rahmen des Erlaubten nicht unbedacht auszuschöpfen, sondern in jedem Einzelfalle die Notwendigkeit und sittliche Rechtfertigung seines Tuns zu überprüfen.

Ethisches Handeln heißt Handeln mit Respekt vor dem Leben des Menschen wie des Tieres. Die experimentell tätigen Ärzte fühlen sich primär dem Menschen verpflichtet, ja sind sogar gezwungen, zu seinem Schutze am Tier zu experimentieren und damit das Leben des Menschen über das des Tieres zu stellen. Im Bewußtsein dieses Dilemmas müssen wir deutlich machen, daß das Tierexperiment für uns nicht Selbstzweck ist, sondern daß wir nur das Notwendige tun.

Literatur

1. Friedheim C (1921) Geschichte der Philosophie. Trenkel, Berlin
2. Russels WMS, Burch RL (1959) The principles of human experimental technique. Methuen, London
3. Paton W (1984) Man and Mouse. Oxford University Press
4. Rowan AN (1984) Of Mice, Models and Men. State University of New York Press
5. Ulrich KJ, Creutzfeldt OD (Hrsg) (1985) Gesundheit und Tierschutz, Wissenschaftler melden sich zu Wort. Econ, Düsseldorf Wien

6. Tierexperimentelle Forschung und Tierschutz (1981) Deutsche Forschungsgemeinschaft, Kommission für Versuchstierforschung, Mitteilung III. Harald Boldt Verlag
7. Max-Planck-Gesellschaft (1981) Tierversuche in der Forschung. Berichte und Mitteilungen 1/81
8. Ethische Grundsätze und Richtlinien für wissenschaftliche Tierversuche (1983) Schweizerische Akademie der Medizinischen Wissenschaften/Schweizerische Naturforschende Gesellschaft
9. Codes Experiendi (1983) Deutsche Tierärzteschaft e.V.
10. Ethische Grundsätze und Richtlinien für wissenschaftliche Tierexperimente (1984) Deutsche Physiologische Gesellschaft

Forschung in der Anästhesiologie –
Vergangenheit und Zukunft

K. Steinbereithner

Einleitung

In der 16. Husfeldt-Lecture 1984 hat sich M. Papper [15] vehement gegen die Meinung eines prominenten Fachkollegen gewandt, wonach die wichtigsten Fragen (speziell der Sicherheit) in der Anästhesieologie aus der Sicht des Patienten heute voll gelöst seien, weshalb jeder einigermaßen intelligente Arzt mit entsprechender Ausbildung eine völlig risikolose anästhesiologische Betreuung gewährleisten könne. Papper meint vielmehr, daß unser Fach mehr denn je qualifizierte Führungspersönlichkeiten als Garanten für die Erarbeitung neuer Erkenntnisse und die Gewinnung neuer Fähigkeiten brauche. – Derlei flammende Appelle findet man zwar immer wieder in Festvorträgen, Präsidentenadressen oder als Schlußbericht berufspolitischer Analysen (Burchardi [5], Black & Deming [3], Ahnefeld et al. [1]), wie ist es aber um die Wirklichkeit im Alltag bestellt? Wenn ein so prominenter klinischer Forscher wie Dundee in einem Editorial 1979 [6] zwar die Notwendigkeit anästhesiologischer Forschung bejaht, diese primär aber als Aufgabe der Industrie versteht, so gibt dies nicht gerade Anlaß zu großem Optimismus; obwohl die von Dundee apostrophierten 80er Jahre eine Flut bedeutsamer anästhesiologischer Forschungsergebnisse gebracht haben, wird in (Zentral-) Europa nur sehr vereinzelt der Ruf nach vermehrter Institutionalisierung der experimentellen Anästhesiologie laut. Wir sehen dies nicht ohne gewisse Sorge, ist doch gegenwärtig – speziell im deutschsprachigen Raum – der Wechsel in anästhesiologischen Führungspositionen in vollem Gange! Lassen Sie uns daher versuchen, den Ursachen dieser seltsam ambivalenten Haltung (man möchte fast von „Zwiedenken" sprechen) ohne Anspruch auf Systematik nachzugehen und augenscheinliche Hemmfaktoren näher zu analysieren.

Hemmnisse der Entwicklung

Wie aus den bisherigen Ausführungen abzuleiten, scheint ein nicht unbeträchtlicher Teil meinungsbildender Persönlichkeiten unseres Faches nur bedingt von der Sinnhaftigkeit bzw. Notwendigkeit spezialisierter anästhesiologischer Forschungseinrichtungen überzeugt; negative Erfahrungen (oder Befürchtungen) erschweren anscheinend zielführende Aktivitäten. In Tabelle 1 ist eine Reihe derartiger „Bremsfaktoren" aufgegliedert.

Die Personalfrage soll im letzten Abschnitt unserer Auslassungen (auf Finanzierungsfragen können wir hier nicht näher eingehen) erörtert werden. Auch das Motivie-

Tabelle 1. Experimentelle Anästhesiologie – Entwicklungshemmnisse

- Rekrutierung schwierig (Personalmangel, Arbeitsüberlastung)
- Finanzierungsprobleme
- Nicht ausreichend „Zeit, Stimulation und Freiheit" (Ahnefeld)
- Ungenügende Ausbildung
  „Established investigator" vs. „Jungforscher" (Nahrwold)
- Forschungsprojekte zu theoretisch, kaum klinikbezogen (Motivation!)
- Angst vor Verselbständigung – Abspaltung – Monopolisierung

rungsproblem sei hier nur gestreift: Die „ewige" Spannung zwischen Etablierten und nachdrängender Jugend sollte tunlichst befruchtend umfunktioniert und der Lehre dienstbar gemacht werden (Wick [22], Hamilton [11]). Mancher Karrierist, der Wissenschaft eventuell nur um der Chancenbesserung willen betreibt, verliert dann Begeisterung und vielleicht auch „Gesicht". Einen ganz wesentlichen Motivationsaspekt sehen wir in der Förderung (ja Bevorzugung) patientenbezogener Forschungsprojekte (Bretschneider [4]), was wir natürlich keinesfalls als Plädoyer für einen Verzicht auf Tierversuche verstanden wissen wollen.

Eine klare Absage zum Thema „Abspaltung" aus eigener Sicht sei erlaubt: Jede Trennung von der Klinik bedeutet nicht Abnabeln, sondern Verdorren, die Gefahr der Degeneration zum „l'art pour l'art" und schlußendlich Verlust der Existenzberechtigung. Reine Theorie wird von Theoretikern besser und effizienter betreut! Das vielfach intendierte „explosionsartige Auseinandersprengen" aller Fachgebiete (etwa auch des unseren nach „zugehörigen" operativen Fächern), nicht selten „zum Schaden eines kreativen Überblicks" (Möse [13]) findet gerade in diesem Arbeitsbereich einen integrativen Gegenpol, allerdings nur dann, wenn aus dieser klaren Einsicht alle monopolischen Ansprüche unterbleiben.

Negative Auswirkungen

Negative Auswirkungen der geschilderten Situation sind anhand der Analysen von Black & Deming [3] u. a. durchaus erkennbar, wir möchten uns mit einigen Hinweisen begnügen, wie etwa:

- Unter den förderungwerbenden Projekten überwiegen eindeutig pharmakologisch-physiologisch bzw. biochemisch ausgerichtete Arbeiten (Epstein [7]: 72%). Erst in den letzten Jahren gewinnen *klinische* Pharmakologie und *klinische* Physiologie an Bedeutung (Burchardi [5]).
- Das Schwergewicht der Untersuchungen liegt auf drei Organen (Lunge, Herz, mit Abstand gefolgt vom ZNS), der „Rest" ist fast zu vernachlässigen.
- Spezifisch klinische Fragestellungen (Ausnahmen etwa: Schmerzforschung, herz- und geburtshilfliche Anästhesie) bilden bei Projekteinreichungen die Minderheit.
- Gewicht und Ansehen unseres Faches entsprechen nicht seiner klinischen Bedeutung. Es gibt z.B. kaum oder nur sehr vereinzelt anästhesiologische Gutachter bei den großen Forschungsfonds. Ein anderes Beispiel: Den österreichischen Anästhesisten wird seit Jahren der Zusatzfacharzt für klinische Pharmakologie verwehrt – derlei Exempel ließen sich beliebig vermehren.

– Besonders bedenklich stimmen muß der Positionsverlust in Bereichen, wo unser Fach Pionierleistungen vollbracht hat, wie etwa die Intensivmedizin (vgl. z. B. die letzte Übersicht von Greenbaum [9] und das trotz einiger Einwände sehr bedeutsame Editorial aus 1983 von Gilston [8]).

Genug der Klagen; wir allen stimmen sicher darin überein, daß Forschung in der Anästhesiologie „höhere Priorität ... bekommen" muß „wegen des Fortschritts des Wissens, des Ansehens des Faches (und) des anästhesiologischen Nachwuchses" (Burchardi [5]). Das „Wie" sei nun kurz untersucht.

Bedarf und Organisationsformen

glauben wir – naheliegenderweise – anhand der eigenen Institution darlegen zu können. – Obwohl fast alle Forschungseinrichtungen, auch die unsrige, aus „Kern-Labors" (Nahrwold [14]) hervorgegangen sind, halten wir die dem Gesamtbereich angegliederte Forschungsabteilung mit eingenständigem Personal und eigenem Budget an großen Anästhesiekliniken usw. für unabdingbar. Diese „Großlösung" hat, wie auch unsere Erfahrung zeigt, neben Vorteilen der Langzeitplanung auch eine gewisse Keimzellenfunktion (Wollman [23]) für den anästhesiologischen Nachwuchs. – Definierte Einzelprojektgruppen mit Speziallabors und/oder Affiliierung an theoretische bzw. chirurgische Forschungsinstitute besitzen sicher unter Leitung dynamischer Einzelpersönlichkeiten eventuell die Chance größerer Effizienz, die eventuellen Einbußen für das „Jungvolk" liegen aber gleichfalls auf der Hand (Establishmentdenken, elitäre Gruppeninteressen). – Für kleine Anästhesieeinheiten bietet sich dennoch die Projektgruppe an, als „kritische Masse" für Abteilungsgründungen würden wir aber schon einen Personalstand von 25–30 wissenschaftlichen Mitarbeitern ansehen (im Bereich Linz des L. Boltzmann-Instituts ist der Schlüssel sogar um einiges niedriger).

Hinsichtlich *Größe* einer experimentellen Abteilung gibt es keinerlei verbindliche Schätzungen. Geht man davon aus, daß nach gültigen Hochschulgesetzen jedem wissenschaftlichen Assistenten etwa 15–20% seiner Arbeitszeit für die Forschung zustehen, ergäbe sich ein Arbeitsplatz-„Anspruch" für ca. 50–60% des Personalstandes (jeder Assistent ab dem 3. Ausbildungsjahr und alle Oberärzte). Daß dies ein illusionäres Postulat ist, leuchtet unschwer ein. Die Erfahrung im *eigenen Arbeitsbereich* zeigt aber, daß ca. 20% der „Mannschaft" (Tabelle 2) heute die gebotenen Möglichkeiten bereits nützen – was praktisch an die Kapazitätsgrenze der Abteilung stößt. Ferner ist erkenntlich, daß zur Betreuung der laufenden Vorhaben (davon nur drei Gruppenprojekte!) eine Personal:Projekt-Relation von 1:1 vonnöten scheint. Die vorgegebene Personal-

Tabelle 2. Klinik für Anästhesie und Allgemeine Intensivmedizin, Wien, Personalsituation

Gesamtpersonalstand:	
(Klinikärzte ohne Prof.)	71
(davon 20%	~14)
Zahl „experimenteller" Projekte	11 (+2)[a]
Personal exp. Abteilung (ohne Leiter und Sekretariat)	14

[a] interklinisch bzw. interdisziplinär

Tabelle 3. Bereich experimentelle Anästhesie Wien – Personalgliederung (Iststand)

Leiter	1	
Ass.-Arzt	1	
Sekretärinnen		1,5
Gruppe biomed. Technik		
O Ass.	1	
Techniker		3 (1 HTL)
Biochemiegruppe		
Ass.	1	
MTA (chem. TA)		5
Schwestern		2
Raumpflege		1
Veterinär	0,2	
Statistiker	0,2	
(Diplomanden, Doktoranden		2–3)
Personalwünsche:		
Informatikgruppe		
Ass.	1	
Mitarbeiter		1–2 (1 HTL)
Tierpfleger		1–2
Helfer		0,5–1

struktur (Tabelle 3) müßte allerdings durch eine Informatikgruppe mit den Aufgabenbereichen: Modellierung, Statistik, Programmierung (Neuentwicklung, Applikation und Anpassung von Softwarepaketen), evtl. Versuchsplanung – speziell für klinische Studien – dringend ergänzt werden. Versuchen wir, die geschilderte Situation kritisch zu analysieren, so glauben wir, daß (speziell bei Vermehrung des Personals im gewünschten Sinne) maximal noch weitere 7–8 Projekte klinisch-experimenteller Art betreut werden könnten. Damit wären etwa 30% (d. h. gut die Hälfte des Bedarfs) abzudecken, was uns als realistische und befriedigende Maßzahl erscheint, findet sich doch daneben immer eine Anzahl unabhängiger Arbeitsgruppen, die weitere Ansprüche bzw. Bedürfnisse zufriedenzustellen vermögen. Unabdingbare Voraussetzung einer solchen Lösung – und dies nicht nur wegen der begrenzten Zahl tierexperimenteller Arbeitsplätze – ist aber ein ausreichend großer Anteil klinisch-experimenteller Forschungsvorhaben, was erneut unser zu Beginn geäußertes Anliegen bekräftigt.

Vermag nun der „Output" unsere Behauptungen einigermaßen zu rechtfertigen? Tabelle 4 gibt eine „globale" Auflistung *aller* Publikationen der Mitarbeiter der Abteilung bzw. des Boltzmann-Institutes für die letzten drei Arbeitsjahre, in weiteren Tabellen findet sich eine Gliederung der Thematik im tierexperimentellen (Tabelle 5) und klinischen Bereich (Tabelle 6), worin auch die biomedizinisch-technischen Beiträge enthalten sind.

Dazu einige kurze Kommentare:

– Der Anteil der „Forschung" im weitesten Sinne liegt mit 59% nur wenig unterhalb der Prozentsätze von „British Journal of Anaesthesia" und „Anaesthesist" aus 1980–1982 (je 61%).

Tabelle 4. L. Boltzmann-Institut für Experimentelle Anästhesiologie und Intensivmedizin, Forschung (Bereich Wien), Abteilung für Experimentelle Anästhesiologie, Klinik für Anästhesiologie und Allgemeine Intensivmedizin, Universität Wien; Publikationen 1982–1984

Gesamtzahl		138
Davon experimentelle Forschung		81 (59%)
Klinisch experimentell	25 (31%)	
Tierexperimentell	31 (38%)	
Spezielle (bio-) chemische Methodik (Vakanz, Wechsel)	3 (4%)	
Biomedizinische Technik (inkl. Gerätetestung usw.)	22 (27%)	
	81 (100%)	
Sonstige Veröffentlichungen		57 (41%)
Monographien (Proceedings, Lehrbuch, 2 Habilitationen)	10 (17%)	
Klinische Berichte (Anästhesie, Intensiv- und Notfallmedizin)	13 (23%)	
Übersichten (Beiträge zu Monographien, Kongreßreferate)		
Anästhesiologie u. Blutersatz	13 (23%)	
Intensivmedizin	21 (37%)	
	57 (100%)	

Tabelle 5. Themenbereiche tierexperimentelle Studien

- Inhalationsanästhetika: Myokardaufnahme, Myokardeffekte, spez. am ischämischen Herzen
- Kreislaufeffekte unter div. Analgetika bzw. bei akuter Hypotension
- Relaxanzien (Interaktionen, Relaxometrie)
- Nervleitung unter Opiaten
- Blutersatzstoffe (Fluorocarbone)
- Lungenwasserbestimmung

Tabelle 6. Projektschwerpunkte klinisch-experimentelle Untersuchungen

- Prämedikation (Drogenvergleich)
- Inhalationsanästhetika (Wirkvergleich, Anwendung bei Kindern)
- Relaxanzien (Monitoring, Kreislaufeffekte)
- Gesteuerte Hypotension
- MH und Cholinesterasevarianten
- Immunologie in Anästhesiologie und Intensivmedizin
- Totale parenterale Ernährung
- Lungenwasserbestimmung bei ARDS und Lebertransplantation

- Klinik und Tierexperiment halten sich fast die Waage; dieser Trend entspricht durchaus unseren Intentionen (s. o.), was aber nicht heißen soll, daß wir damit den aktuellen Antitierversuchsaffekten (die allmählich „Streichel-" wie „Ekeltiere" gleichermaßen einschließen) Rechnung tragen wollen, zumal jedes unserer Projekte ministerieller Prüfung und Genehmigungspflicht unterliegt.
- Die Thematik beider Arbeitsbereiche zeigt erfreuliche Parallelen.
- Die Bedeutung der „bereichseigenen" biomedizinisch-technischen Arbeitsgruppe liegt nicht nur in der Hilfe bei Testung und Entwicklung (speziell im elektronischen Bereich) sowie beim Aufbau von Meßgerätskonfigurationen; diese Hilfe sei zwar dankbar hervorgehoben, viel wertvoller dünkt uns die beachtliche Zahl von Eigenpublikationen.
- Unter den „sonstigen" Veröffentlichungen ist der hohe Anteil intensivmedizinischer Publikationen auf mehrere Kapitel eines Handbuches zurückzuführen; notfallmedizinische Beiträge fehlen leider völlig – eine teilweise dem Zeittrend konforme (vgl. Podolsky et al. [16]) Schande!

Hat sich nun die geschilderte Struktur bewährt? Obwohl sich Vor- und Nachteile die Waage zu halten scheinen (Tabelle 7 bedarf hier keines Kommentars), möchten wir diese Frage dennoch bejahen und nochmals als besonderes Positivum den „Gleichklang" zwischen theoretischer und klinischer Forschung im weitesten Sinne (wobei viele Untersuchungen nicht gleichzeitig „Versuche am Menschen" bedeuten) hervorheben. Daß wir uns mit klinischen Studien eine Fülle *neuer* Probleme, eventuell auch mit unseren Mitarbeitern (Bishop [2]), einhandeln (vgl. Gross [10]; Tygstrup [20] u. a.), kann an dieser Stelle nur angedeutet, aber nicht ausdiskutiert werden.

Die Zukunft

Wenden wir uns nun jenen Aufgaben zu, die noch vor uns liegen, so wird in Tabelle 8 der Versuch gemacht, einige nicht oder höchst mangelhaft gelöste Probleme aufzuzeigen; sie will Versäumnisse aufzeigen, vor allem aber das Grundanliegen erkennen lassen, den Graben zwischen „Forschern" und „Patientenbehandlern" (Short [17]) einzuebnen. Dies scheint uns eine wesentliche Voraussetzung dafür zu sein, um im Bereich von Anästhesiologie und Intensivmedizin die klinische Pharmakologie möglichst um-

Tabelle 7. Vor- und Nachteile der eigenen Struktur

Vorteile:
- Positiver Wettbewerb – Äquidistanz
- Zahlreiche Interessensgebiete abdeckbar
- Vermehrte multidisziplinäre Kontakte
- Grant-Bewerbung fördert Klarheit des Projektes

Nachteile:
- Verzettelung (evtl. Oberflächlichkeit)
- Erschwerte Gruppenbildung (nur ¼ aller Projekte) – Vielautorenproblem („Wasserträger")
- „Habilitationsmühle"
- Einarbeitung der Methodik zeitraubend – oft Abbau nach Projektabschluß

Tabelle 8. Zukunftsaufgaben (Wunschkatalog)

- Höhere Priorität der anästhesiologischen Forschung bei Neuplanungen und Berufungen
- Ausbau eines entsprechenden Forschungsklimas
- Breite Abdeckung der klinischen Pharmakologie im Anästhesie- und Intensivbereich
- Einbeziehung von Schwerpunktkrankenhäusern in Multicenterstudien
- Einschluß bisher wenig untersuchter Gebiete in die anästhesiologische Forschung (auch Epidemiologie und Morbidität)
- Schaffung intensiv- und notfallmedizinischer Schwerpunkte
- Mitarbeit an ergonomischen, sicherheitstechnischen und verwandten Problemen
- Zusammenarbeit zwischen wissenschaftlichen Zentren (Erfahrungsaustausch, Geräteeinsparung, Vermeidung von Doppelforschung)
- Forcierte Ausbildung (und Selektion) des wissenschaftlichen Nachwuchses

fassend (einschließlich „postmarketing surveillance"; Lasagna [12]) abdecken, aber auch am Gerätesektor mitgestaltend entscheiden zu können (vgl. Wallroth [21]: Workshop „Zum Narkosearbeitsplatz" 1985). – Ein besonderer Wunsch der Jugend sollte eine frühzeitig beginnende Ausbildung in Forschungsplanung, -techniken, Datenauswertung usw. sein (die jüngst erfolgte Absage eines einschlägigen Kurses der Europäischen Akademie in Oxford mangels Teilnehmern soll uns vorerst nicht enttäuschen!). Leider stehen Programme etwa in Analogie zum „Clinical Research Program" der University of Michigan oder gar zum „Medical Scientist Program" des NIGMS bzw. NIH (Stetten [19]) in Europa nirgends auch nur andeutungsweise zur Verfügung – ein wichtiger Auftrag an uns „Senioren", vor allem aber an die nächste Generation.

Wenn Stelzner [18] in seiner Eröffnungsansprache zum Deutschen Chirurgenkongreß 1985 darauf hinwies, daß „in der Medizin der Fortschritt aus der Summe kleinster Schritte wächst", so darf uns diese Einsicht keineswegs entmutigen. „Patientenorientiertes Forschen bedeutet" – und mit diesem Zitat aus der Weese-Gedächtnisvorlesung von Bretschneider [4] möchten wir unseren Exkurs beschließen – „mehr als das Anstreben und Erreichen eines ersehnten Zieles; es ist der Weg – mehr noch als ein im Laufe des Weges sich änderndes Ziel – der uns fordert, aber auch beschenkt".

Literatur

1. Ahnefeld FW (1985) Ansprache des Präsidenten der DGAI. Deutscher Anästhesiekongreß, 25. 9. 1984, Wiesbaden. Anästhesiol. Intensivmed. 26:4–6
2. Bishop VA (1978) A nurse's view of ethical problems in intensive care and clinical research. Br. J. Anaesth. 50:515–518
3. Black EA, Deming PA (eds) (1975) Anesthesiology: Its expanding role in medicine. A research conference report. DHEW Publ (NIH) 76–918
4. Bretschneider HJ (1983) Wege einer patientenorientierten Forschung in der Anästhesiologie. Anästhesiol Intensivmed 24:91–98
5. Burchardi H (1984) Forschung in der Anästhesiologie. In: Brückner JB, Uter P (Hrsg) Das Berufsbild des Anaesthesisten. Anaesthesiologie u. Intensivmed, Bd. 164. Springer, Berlin Heidelberg New York Tokyo, S. 154ff
6. Dundee JW (1979) Research in the eighties (Editorial). Br J Anaesth 51:997
7. Epstein RM (1975) In: Black & Deming (eds) [3], p 109ff
8. Gilston A (1983) Editorial. Anaesthesia 38:211–213

 9. Greenbaum DM (1984) Availability of critical care personnel, facilities, and services in the United States. Crit. Care Med 12:1073–1077
10. Gross F (1980) Ethische Betrachtungen aus europäischer Sicht im Zusammenhang mit klinischen Studien. Triangel 19:83–87
11. Hamilton WK (1975) In [3], p 115ff
12. Lasagna L (1980) Post-marketing surveillance. Triangel 19:107–111
13. Möse JR (1981) Arzt und Universität. Blickpunkt 2000. Vortr Österr Professorentagung 1981. upv documentation, S 1–22
14. Nahrwold ML (1980) The core anesthesia research laboratory. Anesthesiology 53:S 369
15. Papper EM (1985) Education for leadership in anaesthesiology. Acta Anaesthesiol Scand 29:11–15
16. Podolsky SM, Gold I, Kuhn M, Baraff LJ (1984) Research topics, author's specialty, and funding sources of articles published in an emergency medicine journal. Ann Emergency Med 13:429–431
17. Short EM (1984) The unexamined life (Editorial). Clin Res 32:13–16
18. Stelzner F (1985) Eröffnungsansprache 102. Kongr Dtsch Ges Chir, 10. 4. 1985, München. Mitt Dtsch Ges Chir 14:60–66
19. Stetten D (1977) Setting of priorities for biomedical research. Clin Res 25:228–231
20. Tygstrup N (1980) Prinzipien und Probleme klinischer Studien – eine Betrachtung aus europäischer Sicht. Triangel 19:93–97
21. Wallroth CF (1985) Trends in der Entwicklung des Narkosearbeitsplatzes in den USA aus technischer Sicht. Workshop „Der Narkosearbeitsplatz", 6.–9. 2. 1985, Reisensburg, unveröffentlichtes Manuskript
22. Wick G (1980) Gedanken eines Theoretikers zu Problemen in der klinischen Forschung. In: Rolle und Probleme der Forschung in der klinischen Medizin.
    Kamillo Eisner-Stiftung Hergiswil, S 37–47
23. Wollman H (1985) In [3], p 54f

Testung von Narkosemitteln an Freiwilligen

(Immunologische Probleme, Beurteilung hypnotischer Effekte beim Menschen im Vergleich zum Tier)

A. Doenicke

Unsere ersten eigenen Erfahrungen mit pharmakodynamischen Untersuchungen an Probanden liegen über 25 Jahre zurück. Sie reichen bis in das Jahr 1959/60 zurück, als wir gemeinsam mit dem Pharmakologen H.-H. Frey in Hannover die Konzentrationsfähigkeit der Probanden nach Pentobarbital und Butabarbital untersuchten [1, 7].

In der damaligen Zeit waren jedoch wesentlich aktueller die Untersuchungen zur Straßenverkehrstüchtigkeit [3, 4] mit Substanzen, die vom Hersteller als fahrsicher nach der Einnahme angepriesen wurden. Ich denke an Omca mit dem Slogan „Nimm Omca – und Du fährst sicher Auto" [6].

Omca, ein Fluphenazindihydrochlorid, ist ein Psychopharmakon mit schwacher neuroleptischer Komponente. Nach unseren Untersuchungen stellte sich heraus, daß man mit dieser Droge fahrunsicher war und in der Kombination mit Alkohol ausgesprochene Fahruntüchtigkeit bestand. Der Hersteller mußte seine Packungsbeilage einziehen und einen Hinweis einbringen, daß keine Verkehrstüchtigkeit besteht.

Diese ersten Untersuchungen an Probanden haben uns veranlaßt, einige Jahre lang auf dem Verkehrsmedizinischen Kongreß unsere Ergebnisse mit Pharmaka allein und in Kombination mit Alkohol an Probanden vorzustellen.

Sie haben uns aber auch angeregt, die in der Anästhesie bekannten i.v. Hypnotika wie z.B. Thiopental im Hinblick auf einen möglichen Hangover zu untersuchen.

Die i.v. Hypnotika wie Thiopental, Thiobutabarbital, später Propanidid, Methohexital, waren zugelassene Substanzen, lediglich fehlten vergleichende pharmakokinetische und -dynamische Untersuchungen.

So konnten die in den Sechziger Jahren aktuellen Fragen der Straßenverkehrstüchtigkeit nach Ambulanznarkosen beantwortet werden. Die fortlaufenden EEG-Registrierungen nach Thiobarbiturat-Injektion erfaßten die Schlaf- und Ermüdungsstadien noch Stunden nach Injektionsbeginn (Abb. 1). Mit Hilfe von psychometrischen Tests konnte der Konzentrations-Leistungsabfall noch nach 8 h objektiviert werden. Der Konzentrationsverlauf des unveränderten Barbiturats sowie die der aktiv wirkenden Metaboliten (Pentobarbital, Butabarbital 6–12 h nach der Applikation) erklärten von pharmakokinetischer Seite her, daß die Schläfrigkeit bzw. der Konzentrations- und Leistungsabfall seinen Grund hatte.

Sicher einer der interessantesten Versuche war die Kombination Methohexital/Alkohol. 6 h nach Methohexital, Propanidid oder Placebo (n = 14 pro Gruppe) hatten die Probanden eine definierte Menge Alkohol zu trinken, so daß ca. 0,8‰ erreicht wurden. Nicht nur im EEG (Abb. 2), sondern auch bei dem psychodiagnostischen Test kam es zu deutlichen Unterschieden. Signifikant waren diese zwischen Propanidid/ Methohexital beim Labyrinth-, Rechen- und Konzentrations-Leistungs-Test (Abb. 3).

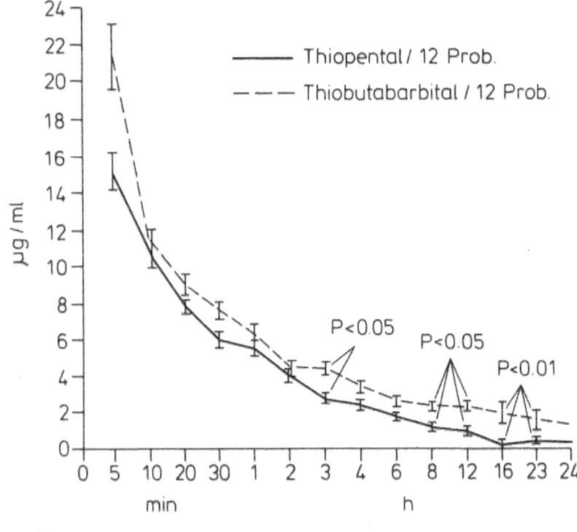

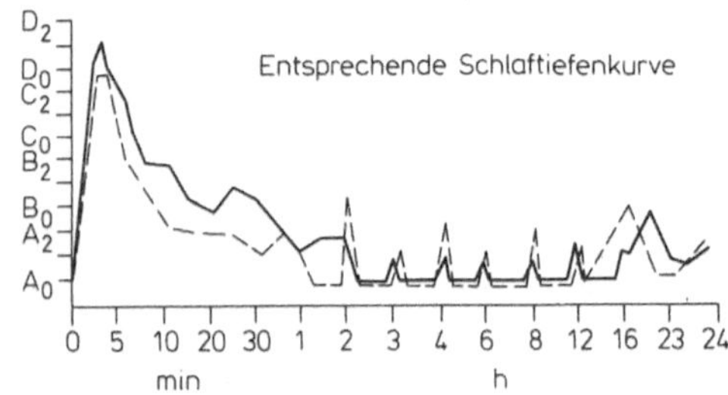

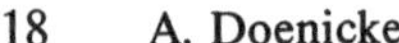

Abb. 1. Durchschnittliche Serumkonzentration nach 500 mg Thiopental und nach 500 mg Thiobutabarbital. Die 12 Probanden erhielten die Narkosen in einem Abstand von 4 bis 6 Wochen (randomisierte Studie)

Propanidid und Alkohol unterschied sich nicht vom Placebo/Alkohol-Versuch. Mit dieser Methode konnte ohne kinetische Untersuchungen, d. h. nur mit Hilfe der Pharmakodynamik, eine Barbituratwirkung 6 h nach Methohexital erfaßt werden [4].

Wesentlich andere Voraussetzungen sind natürlich bei jenen Arzneimittelprüfungen anzutreffen, bei denen noch nicht zugelassene Pharmaka untersucht werden sollen. Erstmals wurden wir mit dieser Frage 1972 konfrontiert, als von uns mit Etomidat die erste Prüfung am Menschen vorgenommen wurde [5].

Vorbedingungen für jede Anwendung eines neuen Wirkstoffs beim Menschen sind die entsprechenden pharmakologisch-toxikologischen Prüfungen am Tier nach dem Stand der wissenschaftlichen Erkenntnisse.

Diese waren gerade bei Etomidat mit der großen therapeutischen Breite aus dem Tierexperiment so überzeugend, daß wir die erste Anwendung am Menschen im März 1972 vornehmen konnten [5]. Die Herz-Kreislauf-Ergebnisse an Probanden waren ermutigend und noch im selben Jahr wurde Etomidat bei Patienten zu chirurgischen Kurznarkosen angewandt. Im Gegensatz zu den Ergebnissen an Probanden kam es bei Patienten, die ohne Prämedikation zur sog. Kurznarkose vorgesehen waren, zu starken Myokloni und während des Eingriffes zu Blutdruck- und Herzfrequenzanstieg. Diese ersten Ergebnisse am Patienten verlangten eine weitere kontrollierte prospektive Prüfung an Probanden. So waren die Myokloni nach einer Prämedikation mit Diazepam fast vollständig zu vermeiden (Tabelle 1a, 1b). Die Herzfrequenz war nicht wesentlich erhöht, der Venenschmerz konnte mit geringer Fentanyl-Dosis gemildert werden.

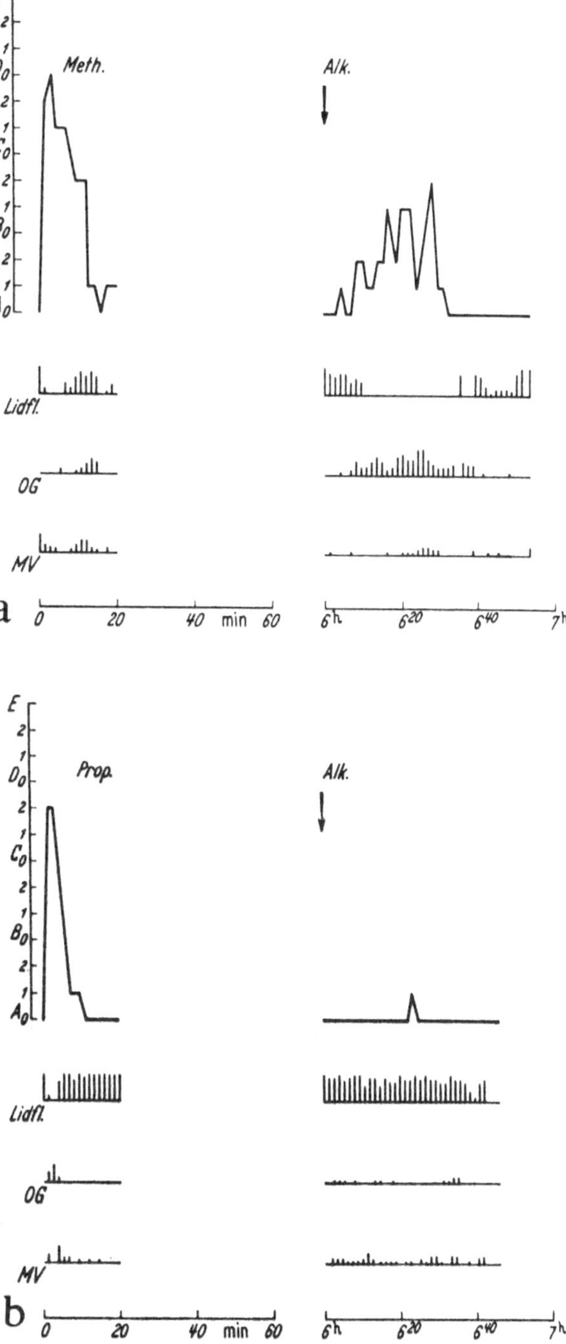

Abb. 2. **a** Narkose- und Schlaftiefenverlauf bei einer 21jährigen, 55 kg schweren Versuchsperson (GR. He., ♀). 6 h nach Methohexital (*METH.* Brietal 2 mg/kg) 30%iger Alkohol (0,8 × 0,7 × 3 × kg KG) ml. Ordinate = Schlaftiefe. *Lidfl.* Lidflattern. *OG* Okulogramm. *MV* Bewegung; **b** Narkose- und Schlaftiefenverlauf bei einer 21jährigen, 55 kg schweren Versuchsperson (GR. He., ♀). 6 h nach Epontol (*Prop.* = Epontol 7 mg/kg) 38%iger Alkohol (0,8 × 0,7 × 3 × kg KG) ml. Ordinate = Schlaftiefe. *Lidfl.* Lidflattern, *OG* Okulogramm, *MV* Bewegung

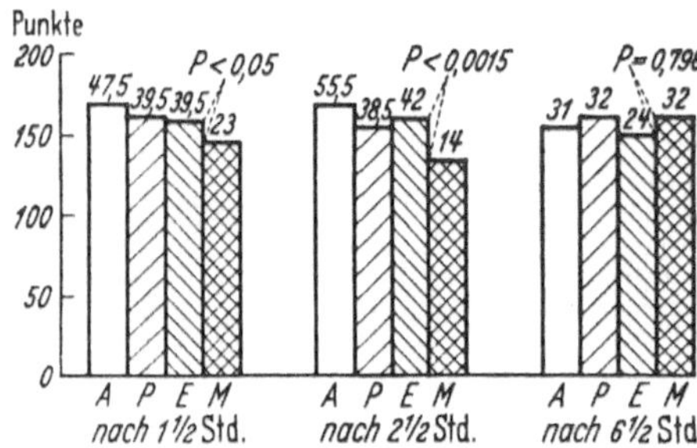

Abb. 3. Zusammenfassung der psychodiagnostischen Testmethoden 1½, 2½ und 6½ h nach Versuchsbeginn. Alkoholgenuß (0,8 × 0,7 × 3 × kg KG) ml jeweils ½ h vor Testbeginn. Mittelwerte aus den Punktzahlen mit Platzwertung. (Signifikanzberechnung H. Rost, Math. Inst. der Univ. München) Abszisse: A = Ausgangswert (ohne Alkohol). P = Placebo (10 ml physiol. NaCl) + Alkohol, E = Epontol 7 mg/kg + Alkohol, M = Methohexital 2 mg/kg + Alkohol

Tabelle 1a. Beobachtungen von Myokloni: 0 = keine, + = leichte, nur Sekunden dauernde Fingerbewegungen; + + = mittelstarke Bewegungen der Extremitäten; + + + = starke Bewegung mehrerer Muskelgruppen

	Myokloni		
Injektionszeit (s)	10	60	60
Dosis mg/kg KG	0,15	0,15	0,15 + Diazepam z. Prämed.
n	8	8	8
Vp 1	+ +	0	0
Vp 2	0	0	0
Vp 3	+	+	0
Vp 4	0	0	0
Vp 5	+	0	0
Vp 6	0	+ +	0
Vp 7	+ + +	+ + +	+ + +
Vp 8	+ +	0	0

Tabelle 1b. Myokloni: 0 = keine; + = leichte, nur Sekunden dauernde Fingerbewegungen; + + = mittelstarke Bewegungen der Extremitäten; + + + = starke Bewegungen mehrerer Muskelgruppen

	Myokloni		
Injektionszeit (s)	60	60	60
Dosis mg/kg KG	0,15	0,30	0,15 (2 ×)
n	9	9	8
Vp 1	+ +	+ +	+ +
Vp 2	+ + +	+ + +	+ + +
Vp 3	+ + +	+ +	+ + +
Vp 4	+ +	+ + +	0
Vp 5	+ +	+	+ +
Vp 6	0	0	0
Vp 7	0	0	+
Vp 8	+	+	+
Vp 9	+ +	+ +	

Diese Erkenntnisse wurden mit Erfolg wieder auf den Patienten übertragen. Die für uns ideale Standardmethode hat sich aus diesen Ergebnissen wie folgt herauskristallisiert: Prämedikation mit einem Benzodiazepin zur Vermeidung von Myokloni, 1–2 min vor Etomidat Fentanyl zur Vermeidung eines Venenschmerzes und um die erforderliche Analgesie für die Intubationsphase zu erhalten.

Kommen wir zurück zu den notwendigen Punkten, die eingehalten werden müssen, wenn experimentelle Untersuchungen am Probanden mit noch nicht zugelassenen Pharmaka vorgesehen sind.

Für jeden, der Arzneimitteluntersuchungen durchführen will, ist es wichtig zu wissen, daß er streng an die Vorschriften des § 40 AMG gebunden ist. Der Proband muß eine schriftliche Einwilligung zur Arzneimittel-Prüfung erteilen, nachdem er durch einen Arzt über Wesen, Bedeutung und Tragweite aufgeklärt worden ist. Diese Aufklärung wird bei uns sowohl schriftlich als auch mündlich vorgenommen [9, 10, 11].

Zum Schutz des Probanden muß eine spezielle Probandenversicherung abgeschlossen werden. Die vorgeschriebene Probandenversicherung unterscheidet sich grundsätzlich von der obligatorischen Gefährdungshaftung, die für jedes zugelassene Arzneimittel besteht (§ 84 AMG). Selbstversuche werden von der gesetzlichen Regelung nicht erfaßt. Aber bereits bei Einbeziehung von einem gesunden Probanden in eine Prüfung findet der § 40 AMG voll Anwendung.

Bei Prüfungsvorhaben an gesunden Probanden handelt es sich nicht um Untersuchungen, die in irgendeiner Weise zur Linderung oder Behebung eines Leidens beitragen (§ 41 AMG).

Als wichtige Voraussetzung für einen komplikationslosen Versuchsablauf gilt die Auswahl der Probanden.

Ein fester Probandenstamm, geführt in einer Kartei, setzt sich aus dem Freundeskreis der Doktoranden, Assistenten und Klinikangehörigen zusammen, die ebenfalls Familienangehörige empfehlen. Fremde Probanden werden nicht aufgenommen, so daß die Gefahr des Probandenprofis, der von Studie zu Studie und von den verschiedensten Arzneimittelprüfstellen wechselt, ausgeschlossen ist. Somit dürfte auch die Gefahr, einen Drogenabhängigen als Probanden zu bekommen, auf ein Minimum reduziert sein.

Wir kommen nun zu dem zweiten Teil, den immunologischen Aspekten in der Anästhesiologie.

In den letzten Jahren haben immunologische Fragen zunehmendes Interesse in der Anästhesie gewonnen. Nach zahlreichen Autoren wird der Anästhesie bzw. den Anästhetika in verstärktem Maße eine nachteilige Beeinflussung des Immunsystems angelastet. Es stellt sich jedoch immer wieder die Frage, in wieweit diese Einflüsse unabhängig vom chirurgischen Trauma auftreten, denn die Autoren aus dem chirurgischen Bereich sind mit ihren klinischen Untersuchungen von der operativen Gesamtsituation ausgegangen. Narkosenspezifische Aspekte fanden bei der Anlage solcher Prüfungen bisher wenig Berücksichtigung.

Um eine saubere Trennung medikamentös bedingter Veränderungen von operativen Einflüssen vornehmen zu können, wurden die Ig-Verläufe in einer Reihe von Experimentalnarkosen, d.h. an Probanden, gemessen [16]. Es konnte gezeigt werden, daß bei intravenösen Narkosen, die neben einem Induktionshypnotikum nur mit einem Benzodiazepin bzw. mit einem Neuroleptikum und mit Lachgas-Sauerstoff-Beatmung

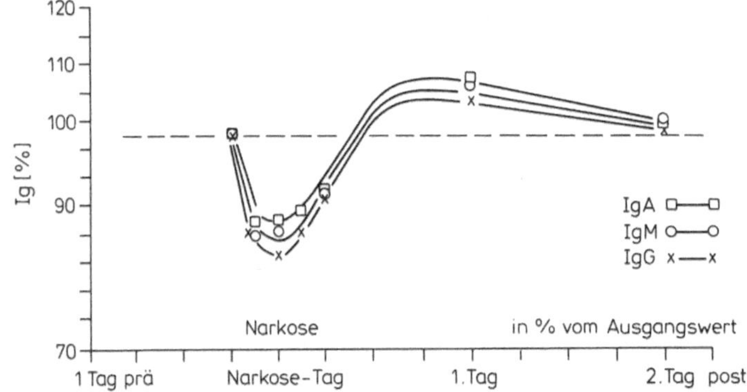

Abb. 4. Immunglobulin-Verlauf bei i.v.-Experimentalnarkose mit Lormetazepam und Dehydrobenzperidol; Mittelwert von n = 24

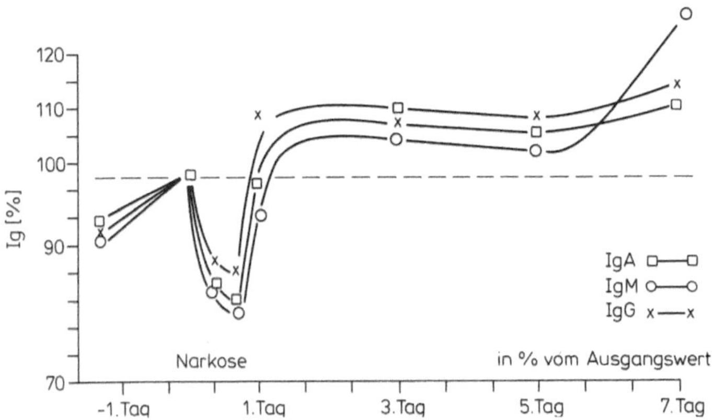

Abb. 5. Immunglobulin-Verlauf bei experimentellen Halothan-Narkosen; Mittelwert von n = 15 Narkosen

durchgeführt wurden, die mittlere Immunglobulinkonzentration am 1. und 2. Tag nach der Narkose gleich den Ausgangswerten vor der Narkose war (Abb. 4). Ein ähnliches Verhalten ergab sich bei einer dreistündigen Inhalationsnarkose, die mit Halothan durchgeführt wurde (Abb. 5).

Bei den Probanden gab es allerdings individuell unterschiedliche Reaktionen. In einzelnen Fällen traten interessanterweise auch Anstiege der Ig-Konzentrationen auf. Bezüglich der akuten intranarkotischen Veränderungen zeigte sich jedoch bei allen Verfahren ein einheitlicher Verlauf. Sowohl bei den i.v.-Narkosen wie auch bei den Inhalationsnarkosen kam es bereits wenige Minuten nach Narkoseeinleitung zu einer drastischen Senkung der Immunglobulinkonzentrationen. Dieser Abfall betraf alle Igs gleichermaßen. Er betrug etwa 25% vom Ausgangswert und bildete sich wenige Stunden nach der Narkose vollständig zurück.

In einem Zusatzversuch mit 1000 ml Glukose-Infusion konnte gezeigt werden, daß es sich bei diesem Phänomen um einen reinen Verdünnungseffekt handelt (Abb. 6).

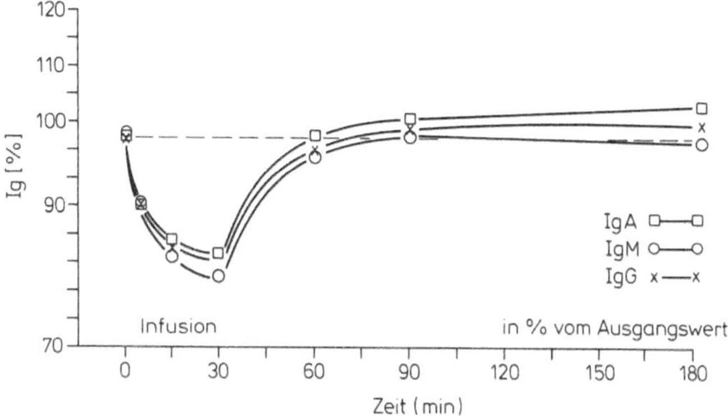

Abb. 6. Immunglobulin-Verlauf bei 1000 ml Glukoseinfusion (5%) in 30 min; Mittelwerte von n = 6 Probanden

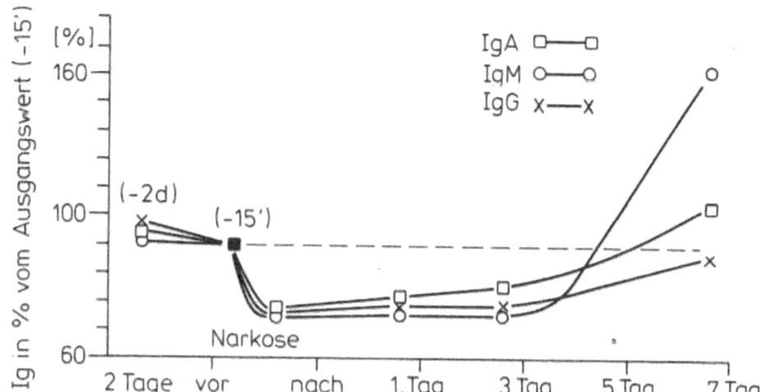

Abb. 7. Prozentualer Ig-Verlauf bei Abdominaleingriffen; n = 50 Patienten

Nach diesen Probanden-Untersuchungen zum Vergleich unsere perioperativen Ergebnisse (Abb. 7):

In der Zeit 2 Tage vor der Operation bis zur letzten Abnahme unmittelbar vor Narkosebeginn ergaben sich geringe Schwankungen, die im Mittel einen fünfprozentigen Abfall aller Ig-Werte einschließlich der Referenzparameter Hb, Hk und Gesamteiweiß ausmachten.

Der Untersuchungszeitraum vom Beginn der Narkose bis zum 7. postoperativen Tag ist durch einen triphasischen Verlauf gekennzeichnet [16]:

1. *Akuter Abfall:* Bereits wenige Minuten nach Infusionsbeginn setzt ein akuter Abfall der Ig-Konzentrationen ein, der gegen Ende der Operation seinen Tiefstwert erreicht.
2. *Latenz:* In den ersten 3 Tagen postoperativ ist bei keinem der Parameter eine bemerkenswerte Konzentrationsveränderung zu verzeichnen.
3. *Anstieg:* Zwischen dem 3. und 5. Tag ist bei den Immunglobulinen ein deutlicher Anstieg der Plasmakonzentrationen zu beobachten, der bei den einzelnen Fraktionen unterschiedlich stark ausgeprägt ist. In dieser Phase kommt es in bestimmten Fällen zu einem deutlichen Auseinanderweichen des Konzentrationsverhältnisses.

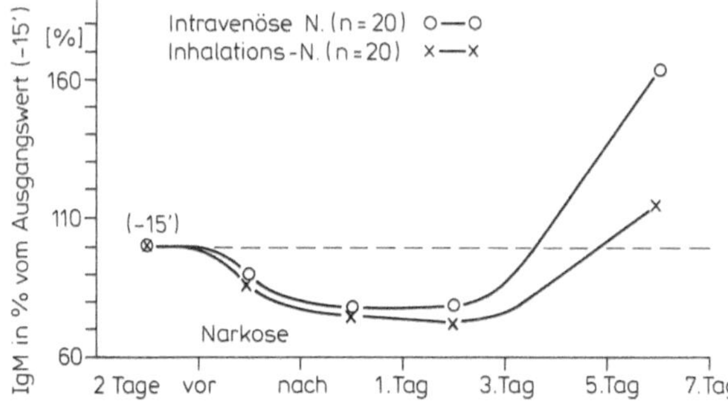

Abb. 8. Prozentualer IgM-Verlauf bei Abdominaleingriffen; Vergleich intravenöse N. mit Inhalationsnarkosen, n = 40 Patienten

Bei den Mittelwertsverläufen der Ig-Konzentrationen ergaben sich für diese Gruppierungen gewisse Unterschiede. Besonders deutlich wurde das bei den IgM-Konzentrationen (Abb. 8). Während die Werte intraoperativ etwa um den gleichen Prozentsatz fielen und die ersten beiden postoperativen Tage wenig Differenzen erkennen ließen, wies die i.v.-Narkosegruppe zwischen dem 5. und 7. Tag eine wesentlich stärkere Regeneratiosleistung als die Inhalationsnarkosegruppe auf.

Die späten postoperativen Werte lagen in der i.v.-Gruppe um 63% über dem Ausgangswert, während die Inhalationsgruppe nur eine Steigerung von 15% erreichte. Allerdings muß beachtet werden, daß beide Gruppen einen deutlich differierenden Ausgangs-Absolutwert hatten. In der i.v.-Gruppe betrug die IgM-Konzentration vor der Operation im Mittel 106 mg/dl und in der Inhalationsgruppe 157 mg/dl.

Nach diesen Ergebnissen dürfte es in der klinischen Routine schwer fallen, allein aus dem Verlauf der Ig-Konzentration auf einzelne Faktoren wie Anästhetika, Erkrankung, Länge des operativen Eingriffes rückzuschließen.

Letztlich ist nicht entschieden, ob die Bestimmung von unspezifischen Ig-Faktoren überhaupt in der Lage sein kann, Auskunft über den Funktionszustand der Immunglobuline zu geben. Die Erhebung eines einmaligen Immunstatus ist wertlos: Es sollte immer eine Verlaufsbeobachtung angestrebt werden.

Mit unserer Untersuchung konnte gezeigt werden, daß die akuten intraoperativen Veränderungen vor allem Verdünnungseffekte darstellen. Der Vergleich der Ig-Konzentrationen mit den Referenzparametern Hb, Hk und Gesamteiweiß zeigte aber auch, daß der Prozentsatz der Abnahme bei den Immunglobulinen in der postoperativen Phase über das Maß einer reinen Verdünnung hinausging (Hb = 15% und Ig = 25%).

Ganz anders sieht es bei dem Lymphozyten-Transformationstest aus. Schon zu Beginn der Halothan-Anästhesie ist eine Erniedrigung des Stimulationsindex zu messen, welcher sogar nach Narkoseende noch anhält und 24 h nach Anästhesiebeginn ihr Maximum erreicht. Ein ähnlicher Effekt ist in der gemischten Lymphozytenkultur zu messen. Die Werte sinken bis zu 30% des Ausgangswertes und erreichen erst nach etwa einer Woche ihre ursprüngliche Höhe [14], (Abb. 9).

Bei einer erneuten Exposition auf Halothan (6 Wochen später) zeigten die Werte mit PHA-Stimulation keine signifikante unterschiedliche Suppression im Vergleich zur ersten Narkose. Hingegen ist bei den Probanden, welche sich einer DHB-Lachgas-Narkose oder Lormetazepam-Lachgas-Narkose unterzogen, kein Abfall der Lymphozytenstimulierarkeit bei der MLC zu messen gewesen.

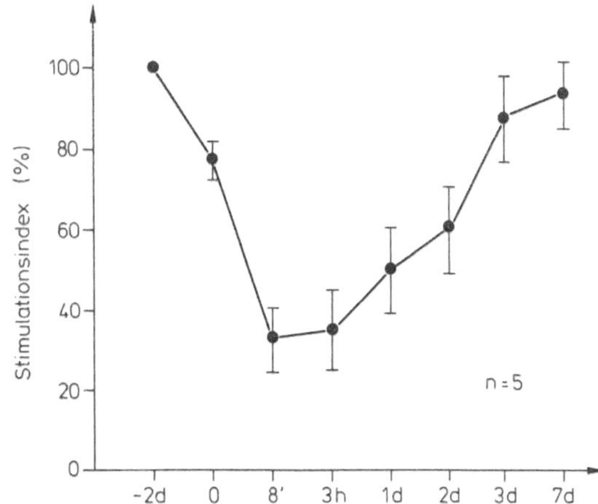

Abb. 9. Gemischte Lymphozytenkultur (MLC) nach Halothananästhesie (Probanden)

Tabelle 2. PHA Stimulation nach Halothananästhesie in Prozent des Ausgangswertes vor Narkose. Periphere Lymphozyten wurden zu dem angegebenen Zeitpunkt entnommen und wie in „Material und Methoden" [15] angegeben, isoliert mit 20 µg/ml PHA stimuliert und der Einbau von 3H-Thymidin gemessen

Nr.	Pat.	vor Narkose	2 min nach Rahmen	5 min nach Extubation	24 h	Tag 3	Tag 7
1	K.L.	100	118	148	86	57	83
2	S.U.	100	65	72	40	54	65
3	H.J.	100	92	69	67	–	50
4	Sch.U.	100	84	104	132	98	–
5	R.G.	100	71	92	65	68	55
6	B.Ch.	100	138	129	–	228	96
7	Sch.P.	100	95	116	104	97	71
8	S.T.	100	32	119	129	108	99
9	B.J.	100	91	30	36	38	42
10	W.F.	100	39	130	251	173	167

Kommen wir wieder zu einigen Ergebnissen am Patienten, so könnte folgender Befund jedoch von großer klinischer Bedeutung sein [15]:

Ein Teil der Patienten (Nr. 3, 5, 9) zeigte (Tabelle 2) eine eindeutige Suppression der Stimulationsraten während der Narkoseeinwirkung sowohl bei der PHA-Stimulation als auch in der MLC (Tabelle 3). Es kommt neben diesen auch bei anderen Patienten zu passageren Effekten mit einer anhaltenden Immunsuppression, welche bis zum 7. postoperativen Tag anhält. 7 Tage nach Beginn der Halothannarkose ist der Patient Nr. 9 noch zu 60% sowohl in der MLC als auch in der PHA-Stimulierbarkeit supprimiert.

Um auszuschließen, daß diese Ergebnisse auf Grund von Variationen der Kulturbedingungen zustande kommen, wurden Lymphozyten von drei beim jeweiligen Abnahmezeitpunkt gleichen Kontrollgruppen während des Versuchszeitraums parallel be-

Tabelle 3. MLC nach Halothananästhesie in Prozent des Ausgangswertes vor Narkose. Periphere Lymphozyten wurden zum angegebenen Zeitpunkt entnommen und wie unter „Material und Methoden" [15] angegeben, isoliert. 10^5 Responderzellen (10^5/ml) 6 Tage stimuliert und der Einbau von 3H-Thymidin gemessen

Nr.	Pat.	vor Narkose	2 min nach Rahmen	5 min nach Extubation	24 h	Tag 3	Tag 7
1	K.L.	100	67	133	119	40	73
2	S.U.	100	79	94	130	84	118
3	H.J.	100	102	134	95	–	99
4	Sch.U.	100	246	267	329	647	–
5	R.G.	100	66	114	132	103	45
6	B.Ch.	100	70	83	66	65	66
7	Sch.P.	100	191	155	197	177	34
8	S.T.	100	47	96	98	21	101
9	B.J.	100	75	58	77	16	67
10	W.F.	100	84	196	64	238	188

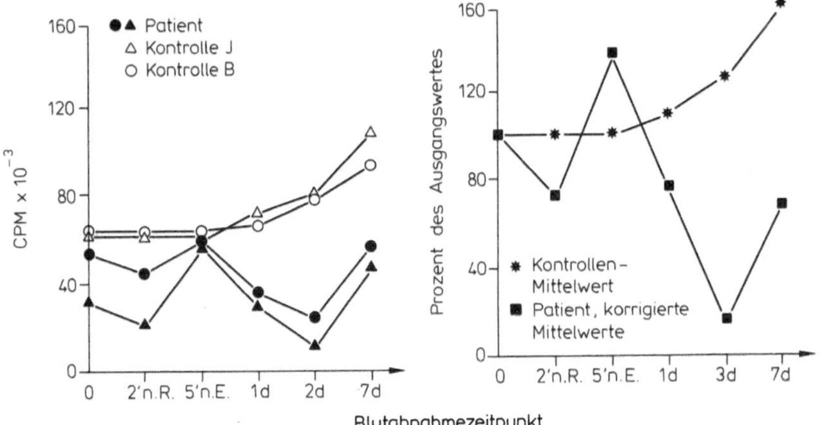

Abb. 10. Gemischte Lymphozytenkultur (MLC). Patient Nr. 9. 10^5 periphere Lymphozyten wurden mit 10^5 bestrahlten, vom jeweils gleichen Spender stammenden Stimulatorzellen 6 Tage inkubiert und anschließend der Einbau von 3H-Thymidin gemessen. Zum Abnahmezeitpunkt wurden 3 jeweils gleiche Kontrollpersonen mitbestimmt.
Im linken Teil der Abb. sind die Absolutwerte (cpm = counts/min) angegeben, im rechten Teil die Werte in Prozent des Ausgangswertes. (Nach [15])

stimmt und somit Schwankungen korrigiert. Abbildung 10 zeigt die MLC-Daten von Patient Nr. 9 mit den entsprechenden Kontrollen [15].

Während bei den gesunden Probanden (Abb. 9) trotz eines zu beobachtenden starken Abfalls der Stimulationswerte in der MLC nach Einleitung der Halothannarkose 7 Tage später die Ausgangswerte wieder erreicht waren [14], messen wir bei einzelnen Patienten einen starken Abfall nach Beginn der Halothannarkose, der auch am 7. postoperativen Tag noch um 60% unter dem Ausgangswert liegt [15].

Da es sich hierbei um einen Karzinom-Patienten (Pat. 9) handelt und die zellvermittelte Immunität für die Tumorabwehr verantwortlich ist, könnte dies ein Hinweis sein, bei Patienten mit Tumoranamnese oder eingeschränkter Immunitätslage auf andere Narkosepräparate auszuweichen.

Abschließend sollen noch ganz kurz einige noch nicht publizierte Befunde zur Phagozytoserate der Granulozyten mit Phytotherapeutika vorgestellt werden. Gripp-Heel-Engystol bzw. Lophakamp-Echinacea erhielten 12 bzw. 14 Probanden 5 Tage lang in einer randomisiererten Studie gegenüber Placebo. Es erfolgte eine deutliche um 20%ige Zunahme der Phagozytoserate, die in beiden Gruppen signifikant war.

Im nächsten Schritt wird diese Methodik – Bestimmung der Phagozytose – auf die perioperative Phase übertragen und bei unterschiedlicher Narkosetechnik gemessen. Anschließend soll dann mit höher konzentrierten Phytopräparaten die Aktivierung körpereigener Abwehrkräfte erreicht werden. Ein Programm, das gemeinsam mit dem Pharmakologen Forth und dem Pharmazeuten Wagner durchgeführt werden wird.

Ein Wort zu den Speziesunterschieden: Im Hinblick auf hypnotische Effekte am Tier sind von uns keine Untersuchungen vorgenommen worden. Sie können uns letztendlich auch nicht weiterhelfen, denn Anflutzeit, Dauer des hypnotischen Effektes sowie Nebenwirkungen sind nicht vergleichbar. Dies galt z. B. für Propanidid, denn das Lösungsmittel Cremophor EL führte aufgrund der anaphylaktoiden Reaktionen per se beim Versuchstier Hund zum Tode. Ohne Antihistaminika konnten Narkosen nicht durchgeführt werden, so daß der hypnotische Effekt immer auch durch die Antihistaminika beeinflußt wurde.

Allerdings konnte die Wirksamkeit der H_1- und H_2-Rezeptor-Antagonisten in Zusammenhang mit einer Histaminfreisetzung zuerst am Tier nachgewiesen werden [12], um dann diesen Versuchsablauf mit den positiven Ergebnissen auch auf den Probanden zu übertragen [13].

Einige Untersuchungen mit der Pseudocholinesterase am Menschen und der Aufklärung verlängerter Apnoen nach Suxamethonium durch Enzymvarianten [2, 8] haben uns die Lösung aufgezeigt, warum Suxamethonium beim Hund eine curareähnliche lange Relaxation verursacht. Die Bestimmung der Pseudocholinesterase mit der Dibucain-Zahl hatte ergeben, daß der Hund eine atypische Cholinesterase-Variante besitzt, so daß Suxamethonium verzögert abgebaut wird.

Zusammenfassung

Mit einem Abriß aus unseren Untersuchungen der letzten 25 Jahre an Probanden und Patienten, die der Vollzähligkeit entbehren, sollte gezeigt werden, daß oftmals ein Wechsel zwischen klinisch-pharmakologischen Experimenten am Probanden und klinischer Erprobung am Patienten sowie ein Wechsel auch umgekehrt erforderlich ist, um bessere und risikoärmere Narkosen an Patienten zu erzielen.

Zum Schluß wurde noch ein Beispiel erwähnt, bei dem eine Prämedikation zur Verhinderung anaphylaktoider Reaktionen zuerst am Tier und anschließend am Probanden mit Erfolg erprobt wurde. Daß diese Prämedikation bei bestimmter Anamnese (Atopiker) inzwischen auch am Patienten vorgenommen wird, erweist die folgerichtige Entwicklung.

Die Bestimmung einer seltenen Enzymvariante (typische Cholinesterase) am Menschen konnte umgekehrt einige Jahre später die langen Apnoen nach Suxamethonium beim Hund aufklären.

Literatur

1. Doenicke A (1964) Beitrag zur Klärung der Nachwirkungen von Thiobarbituratnarkosen. Habilitationsschrift München
2. Doenicke A, Holle F, Frey H-H (1962) Praktische Bedeutung der Plasmacholinesterasebestimmung und ihres atypischen Verhaltens gegenüber Succinylcholin. Anaesthesist 11:146
3. Doenicke A, Frey H-H (1962) Beitrag zur Frage der Verkehrsfähigkeit nach ambulant durchgeführten intravenösen Kurznarkosen. Anaesthesist 11:107
4. Doenicke A, Kugler J, Laub M (1967) Evaluation of recovery and street fitness by EEG and psychodiagnostic tests after anaesthesia. Can Anaesth Soc J 14:567
5. Doenicke A, Kugler J, Penzel G, Laub M, Kalmar L, Kilian J, Bezecny H (1973) Hirnfunktion und Toleranzbreite nach Etomidate, einem neuen barbituratfreien i.v. applizierbaren Hypnotikum. Anaesthesist 22:357
6. Doenicke A, Sigmund W (1964) Prüfung der Verkehrssicherheit nach der Kombination Fluphenazin-Dihydrochlorid und Alkohol. Arzneimittel-Forsch 14:907
7. Frey H-H, Doenicke A (1961) Quantitative Bedeutung der Desulfurierung im Stoffwechsel von Thiobarbituraten. Naunyn-Schmiedbergs Arch exp Path 241:514
8. Goedde HW, Doenicke A, Altland K (1967) Pseudocholinesterasen. Pharmakogenetik, Biochemie, Klinik. Springer, Berlin Heidelberg New York
9. Hirsch G, Weißauer W (1985) Medizinische Forschung unter Rechtfertigungsdruck. Klinikarzt 14:898
10. Horbach L (1985) Biochemische Planungsprinzipien bei Medikamentenprüfungen. Aus der Sicht der ärztlichen Ethik. Klinikarzt 14:884
11. Kleinsorge H (1985) Editorial. Arzneimittelforschung an gesunden Probanden. Klinikarzt 14:878
12. Lorenz W, Doenicke A, Dittmann I, Hug P, Schwarz B (1977) Anaphylaktoide Reaktionen nach Applikation von Blutersatzmitteln beim Menschen. Verhinderung dieser Nebenwirkung von Haemaccel durch Prämedikation mit H_1- und H_2-Rezeptorantagonisten. Anaesthesist 26:644
13. Lorenz W, Thermann M, Hamelmann H, Schmal A, Maroske D, Reimann HJ, Kusche J, Schingale F, Dormann P, Kecke P (1973) Influence of H_1- and H_2-receptor antagonists on the effects of histamine in the circulatory system and on plasma histamine levels. In: Wood CJ, Simkins MA (eds) Int. Symposium on Histamine H_2-Receptor Antagonists. London Deltakos, p 151
14. von Specht BU, Brendel W, Grote B, Mioska K, Doenicke A (1981) Der Einfluß von Halothan und Neuroleptanaesthesie auf die T-Zell-Funktion gesunder Probanden. In: Haid B, Mitterschiffthaler G (Hrsg) ZAK 3, experimentelle Anaesthesie-Monitoring-Immunologie, Springer, Berlin Heidelberg New York. Anaesthesiologie und Intensivmedizin 141:195–200
15. von Specht BU, Doenicke A, Suttmann H, Bretz Chr, Brehm A, Brendel W (1983) Untersuchungen zur Mitogenstimulation peripherer Lymphozyten von Patienten unter Halothannarkose. In: Immunologie in Anaesthesie und Intensivmedizin. Sertürner Workshops Einbeck 3:19. Springer, Berlin Heidelberg New York Tokyo
16. Suttmann H, Doenicke A, Bretz Chr, Mioska K, Straka G (1982) Einfluß der Narkose auf humorale Parameter. In: Doenicke A, Steinbereithner K (Hrsg) Immunologie in der Anästhesiologie und Intensivmedizin. Eine Standortbestimmung. Beitr Anaesth u Intensivmed 1:39

Der Tierversuch zur Übung bestimmter Fertigkeiten – Behandlung des akuten Lungenversagens mit extrakorporalem Gasaustausch

K. Falke

Tierexperimente sind für die Entwicklung und Erprobung von invasiven Behandlungsmethoden, die später am Menschen angewendet werden sollen, in aller Regel eine unerläßliche Voraussetzung. Dies gilt in besonderem Maße für extrakorporale Blutzirkulation mit Herzlungenmaschinen.

Meine Aufgabe besteht darin, die Notwendigkeit von Tierversuchen am Beispiel des extrakorporalen Gasaustausches zur Behandlung des akuten Lungenversagens darzulegen. Dabei geht es nicht nur um die Notwendigkeit von Tierversuchen zur Bearbeitung wissenschaftlicher Fragestellungen, sondern auch um die Frage, ob allein zum Einüben eines noch unerfahrenen Arbeitsteams Tierversuche erforderlich sind.

Das Ziel der Entwicklung des extrakorporalen Gasaustausches zur Behandlung des akuten Lungenversagens bestand darin, eine Herz-Lungen-Maschine zu konstruieren, mit der es möglich war, nicht wie bei der offenen Herzchirurgie nur über einige Stunden, sondern über viele Tage und Wochen hinweg das noch extrakorporal abgeleitete Blut einem Gasaustausch zu unterziehen, so daß es möglich ist, auf den Gasaustausch in der natürlichen Lunge entweder ganz oder teilweise zu verzichten.

Man verspricht sich davon eine Entlastung der Lunge von hohen Beatmungsdrukken und -volumina und die Chance, toxische O_2-Konzentrationen zu vermeiden. Vor allem glaubt man, dadurch die iatrogene Komponente beim Fortschreiten des akuten Lungenversagens beseitigen zu können.

Es ist bekannt, daß ein deratig langdauernder extrakorporaler Gasaustausch mit Herz-Lungen-Maschinen, wie sie für offene Herzchirurgie verwendet werden, nicht möglich ist, weil in ihnen Blut und Gas direkt in Kontakt kommen, was innerhalb weniger Stunden zu einer für den Organismus intolerablen Schädigung des Blutes und somit zum Tod des Patienten führt.

Die wichtigste Voraussetzung, die für eine Anwendung der neuen Methode am Menschen erfüllt sein mußte, war die Entwicklung von geeigneten künstlichen Lungen, in denen der Gasaustausch ohne die erwähnte Schädigung des Blutes über lange Phasen hinweg vollzogen werden kann.

In den 60er Jahren begann etwa gleichzeitig an verschiedenen Orten, vor allem in den USA, die Entwicklung von sogenannten Membranoxygenatoren, künstlichen Lungen, in denen die Gas- von der Blutphase durch eine dünne Kunststoffmembran getrennt ist. Membranoxygenatoren oder künstliche Lungen waren jedoch nur eine von zahlreichen Voraussetzungen, die für die Anwendung extrakorporalen Gasaustausches erfüllt sein mußten.

So war es vor allem Theodor Kolobow am National Heart and Lung Institute in Bethesda, der mit seiner Arbeitsgruppe ein komplettes System für extrakorporalen Langzeitgasaustausch entwickelte. Dies schloß eine geeignete Blutpumpe mit speziellen Pumpkammern ein. Weiterhin mußten besondere Kanülen für die Kanülierung der großen Gefäße, der Hohlvene oder der Aorta entwickelt werden. Außerdem waren für Langzeit- und kontinuierliche Anwendung geeignete Überwachungsmethoden erforderlich, wie z.B. die Überwachung der In- und Ausfluß-O_2-Sättigung in einer Herz-Lungen-Maschine, um nur einige wichtige Probleme zu nennen.

Die weiter erforderlichen Geräte bzw. Komponenten mußten alle auf ihre Tauglichkeit im Langzeitexperiment und auf Biokompatibilität getestet werden. In diesem Zusammenhang erwies es sich als notwendig, die Erprobungen an wachen Tieren durchzuführen.

Um 1970 hatte ich selbst Gelegenheit, beim Beginn eines solchen Experiments anwesend zu sein und einige derartige laufende Versuche zu beobachten.

Die Tiere wurden zunächst, nachdem sie geschoren und gereinigt worden waren, anästhesiert und die Hohlvenen vom Hals kanüliert. Nach dem Ende dieser Operation ließ man die Tiere wach werden, und sie wurden in das Labor gebracht, wo die Langzeitexperimente stattfanden.

Hier wurden diese Tiere an den extrakorporalen Gasaustausch angeschlossen. Sie wurden im weiteren Verlauf mit großer Sorgfalt von einem Team von Studenten und jungen wissenschaftlichen Assistenten, die in 8-Stunden-Schichten arbeiteten, sehr sorgfältig betreut. Bei unkompliziertem Verlauf der Perfusion fühlten sich die Tiere dabei offensichtlich wohl, sie standen oder lagen in ihrem Käfig, fraßen, tranken und führten das Leben eines Stalltieres.

Theodor Kolobow zeigte damals, daß es möglich war, extrakorporale Blutzirkulation mit Gasaustausch mit dem von ihm entwickelten System bis zu 3 Wochen erfolgreich durchzuführen; d.h. die Tiere überlebten diese Prozedur, ohne daß es zu wesentlichen, faßbaren Störungen der wichtigen Organfunktionen kam.

Obwohl die Tiere dort mit großer Sorgfalt betreut wurden, kam es natürlich auch zu Problemen, unter denen die Tiere zu leiden hatten. In erster Linie denke ich dabei an Infektionen, an Bakteriämie und Septikämie, die durch Kontaminationen des extrakorporalen Systems auftreten können, sowie an technische Versager des extrakorporalen Systems.

Theodor Kolobow schaffte mit seinen einmaligen tierexperimentellen Untersuchungen die Voraussetzungen dafür, daß die lang dauernde extrakorporale Zirkulation mit Gasaustausch heute mit Aussicht auf Erfolg auch am Menschen angewandt werden kann. Es war eine wichtige Erkenntnis von Kolobow und seinen Mitarbeitern, daß deratige Langzeitexperimente nur am wachen Tier möglich waren. Anästhesierte Tiere überlebten die Prozedur nicht länger als 1–3 Tage.

Es gibt bis heute auf der ganzen Welt nur eine sehr kleine Anzahl von Arbeitsgruppen, die für sich in Anspruch nehmen können, daß sie die Technik der klinischen Anwendung extrakorporalen Gasaustausches so gut beherrschen, daß man mit gutem Gewissen sagen kann, daß dem Patienten durch diese Maßnahme mehr genützt als geschadet wird.

Alle diese Gruppen haben selbst langjähriger Erfahrungen im Tierexperiment sammeln müssen, bevor sie die Methode schließlich mit Erfolg in der Klinik einsetzen konnten.

Soweit mit bekannt, waren Theodor Kolobow sowie seine unmittelbaren Schüler die einzigen, die diese Experimente am wachen Tier durchgeführt haben. Die meisten anderen Experimentatoren, dies galt auch für unsere Gruppe in Düsseldorf, beschränkten sich auf Anwendung der Methode am anästhesierten und beatmeten Tier. Ich will damit sagen, daß es allein für die Erlernung der Technik natürlich nicht notwendig ist, am wachen Tier zu experimentieren. Soweit es sich darum handelt, eine Arbeitsgruppe aufzubauen und die Beteiligten in der Anwendung der extrakorporalen Zirkulation zu üben, so ist dies in aller Regel mit Experimenten am anästhesierten Tier möglich, Experimenten, die meist nicht länger als 1–2 Tage dauern.

Wohin hat nun diese von Theodor Kolobow und einigen anderen Arbeitsgruppen begonnene Entwicklung geführt?

Seit den ersten erfolgreichen sogenannten Langzeitperfusionen, die 1969 und 70 zuerst von Hill in San Fransisco und Schulte, Dudziak und Bircks in Düsseldorf (in beiden Fällen mit dem Bramson-Membranoxygenator) durchgeführt wurden, dürften etwa 4–500 Patienten mit dieser neuen Methode behandelt worden sein. Eine großangelegte, multizentrische Studie, die sogenannte US-ECMO-Studie, die in den 70er Jahren durchgeführt wurde, zeigte, daß die Überlebenschancen der betroffenen Patienten mit schwerem akutem Lungenversagen durch extrakorporalen Gasaustausch nicht gebessert werden konnten. Dies führt zunächst dazu, daß in vielen Institutionen die Bemühungen um die Weiterentwicklung und klinische Anwendung der neuen Methode eingestellt wurden. Soweit mir bekannt, gab es nur 2 Arbeitsgruppen, die sich trotzdem weiter mit der klinischen Anwendung befaßten und die inzwischen die Methode mit beachtlichem Erfolg in der Klinik eingesetzt haben (R. Bartlett, USA und L. Gattinoni, Italien).

Gattinoni ist ein Schüler von Kolobow. Er hat bis heute etwa 30 klinische Perfusionen durchgeführt. Von einer Gruppe von 20 Patienten, die die Einschlußkriterien der US-ECMO-Studie erfüllten und die insofern ein Letalitätsrisiko von 90% hatten, überlebten 8, das entspräche also 40%, d. h. man kann sagen, daß es gelungen ist, die Methode soweit zu vervollkommnen und in ihrer Anwendung sicherer zu machen, daß sie mit wesentlich besserem Erfolg als während der US-ECMO-Studie angewandt werden kann.

Ich würde die Anzahl der heute noch lebenden bisher mit extrakorporalem Gasaustausch behandelten Patienten in der ganzen Welt auf etwa 40–50 schätzen.

Wenn wir einmal überlegen, wieviele Tierexperimente auf einen dieser überlebenden Menschen kommen, so ist dies sicherlich eine Relation, die in hohem Maße zu Lasten der Tiere geht.

Wenn ich nach Jahren experimenteller Tätigkeit kritisch zurückblicke, so muß ich feststellen, daß ein Teil dieser Tierversuche durch bessere Vorbereitungen oder durch Schaffung von besseren Grundvoraussetzungen hätte vermieden werden können.

Da wir aufgrund unserer besonderen Düsseldorfer Verhältnisse gezwungen sind, sehr strenge Kriterien bei der Auswahl von Patienten zur Behandlung mit extrakorporaler CO_2-Elimination anzulegen, bestand bei uns keine Chance, die erforderlichen praktischen Fähigkeiten etwa in der Klinik zu erwerben, sondern wir waren auf Tierexperimente angewiesen.

Ich glaube sagen zu dürfen, daß es nur mit Hilfe dieser Tierexperimente möglich war, daß wir 1982 die extrakorporale CO_2-Elimination bei einem jungen Mädchen über einen Zeitraum von 10 Tagen erstmals mit Erfolg durchführen konnten.

Zusammenfassung

1. Der extrakorporale Gasaustausch befindet sich z. Zt. noch im Stadium der Entwicklung und klinischen Erprobung. Außerdem handelt es sich um ein sehr komplexes Behandlungsverfahren, so daß erst nach geeigneten tierexperimentellen Übungen mit aussichtsreicher klinischer Anwendung begonnen werden kann.
2. Grundsätzlich gilt auch hier – wie bei allen anderen tierexperimentellen Projekten – daß durch sehr sorgfältige Planung unnötige Experimente vermieden werden.
3. Ein erstmaliges Erproben von extrakoporalem Gasaustausch am Menschen, ohne daß die Fähigkeit dazu vorher mit geeigneten Tierversuchen erworben worden wäre, müßte als unethisch abgelehnt werden.
4. Für die Weiterentwicklung und klinische Erprobung des extrakoporalen Gasaustausches sind Tierversuche eine unerläßliche Voraussetzung.
   Ein Verzicht darauf käme einem Verzicht auf diese neue Behandlungsmethode gleich.

Literatur

1. Gattinoni L, Pesenti A, Rossi GP, Vesconi S, Fox U, Kolobow T, Pelizzola A, Langer M, Uziel L, Longoni F, Damia G (1980) Treatment of acute respiratory failure with low-frequency positive-pressure ventilation and extracorporeal removal of CO_2. Lancet 2:292
2. Gattinoni L, Pesenti A, Caspani ML, Pelizzola A, Mascheroni R, Marcolin R, Iapichino G, Langer M, Agostoni A, Kolobow T, Melrose DG, Damia G (1984) The role of total static lung compliance in the management of severe ARDS unresponsive to conventional treatment. Intensive Care Med 10:121
3. Gattinoni L (1984) Extracorporeal support in ARDS: update in 1984. Anesthesiol Intensive Care Med 167:56
4. Hill JD, DeLeval MR, Fallat RJ, Bramson ML, Eberhart RC, Schulte HD, Osborn JJ, Barber RC, Gerbode F (1972) Acute respiratory insufficiency. – Treatment with prolonged extracorporal oxygenation –. J Thorac Cardiovasc Surg 64:551
5. Hill JD, Ratliff JL, Fallat RJ, Tucker HJ, Lamy M, Dietrich HP, Gerbode F (1978) Prognostic factors in the treatment of acute respiratory insufficiency with long-term extracorporal oxygenation. J Thorac Cardiovasc Surg 68:905
6. Kolobow T, Gattinoni L, Tomlinson T, Pierce JE (1978) An alternative to breathing. J Thorac Cardiovasc Surg 75:261
7. NHLBI (1979) Extracorporal support for respiratory insufficiency. A collaborative study. National Heart, Lung and Blood Institute. Division of Lung Diseases. US Dpt. of Health, Education and Welfare. Washington
8. Pesenti A, Kolobow T, Riboni A, Gattinoni L, Damia G (1982) Single vein cannulation for extracorporeal respiratory support. Life support system in Proc. of 9th Meeting of the Eur Soc Artif Organs Bruxelles, pp 165
9. Schulte HD, Bircks W, Dudziak R (1972) Erste Erfahrungen mit der BRAMSON-Membranlunge. Thoraxchir 20:54

Das schmerzhafte Experiment an Tier und Mensch

W. Tolksdorf

Schmerz ist ein unangenehmes Sinnes- und Gefühlserlebnis, das mit aktueller oder potentieller Gewebsschädigung verknüpft ist oder mit Begriffen einer solchen Schädigung beschrieben wird. Bereits diese Definition macht deutlich, wie komplex das Phänomen Schmerz ist und welche Schwierigkeiten den Experimentator erwarten.

Schmerz muß zunächst einmal als sinnvoll erachtet werden, da er vor schwerwiegenden Schädigungen warnt oder aber, da er als Warner oft zu spät kommt, zumindest die Schädigung anzeigt und ein Genesungsverhalten in Gang setzt.

Es gibt jedoch Schmerzzustände, die nicht mehr sinnvoll sind und deshalb behandelt werden sollen und können: der akute Schmerz nach Feststellung der Schmerzursache, zu erwartende Schmerzen beispielsweise durch Zahnextraktionen oder Operationen (Narkose, Leitungsanästhesien u.a.) und chronische Schmerzzustände, deren Ursachen entweder nicht bekannt oder nicht behandelbar sind und im Laufe der Erkrankung zu schweren psychischen und physischen Schädigungen führen.

Wie suffizient ist unsere Schmerzbehandlung? Zähne können in Leitungsanästhesie gezogen werden, die jedoch im entzündeten Gebiet nur unzureichend wirksam ist. Die Registrierung der Analgesie bei Narkosen stellt ein ungelöstes Problem dar. Viele periphere Analgetika wurden wegen nicht tolerabler Nebenwirkungen vom Markt gezogen (z.B. einige Pyrazolone). Die postoperative Schmerztherapie ist nicht zuletzt wegen der atemdepressiven Nebenwirkung der Opioide häufig unzureichend. Krebskranke Patienten entwickeln eine Toleranz gegen Morphin. Die Verschreibung von Opioiden mit geringem Suchtpotential (z.B. Morphin und Pentazocin) wurde wegen des Mißbrauchs durch Heroinabhängige erheblich erschwert, was nicht selten aufgrund zurückhaltender Verschreibung durch den niedergelassenen Arzt zu insuffizienter Schmerztherapie, beispielsweise bei Krebskranken, führt.

Diese Beispiele mögen verdeutlichen, daß viele Probleme zum Phänomen Schmerz, zu einer wirksamen Therapie ohne unerwünschte Nebenwirkungen, bislang nicht gelöst sind. Dies verpflichtet uns zur Erforschung der Schmerzursachen und ihrer Behandlung.

Viele Probleme müssen tierexperimentell gelöst werden, obgleich berechtigte Zweifel aufkommen müssen, wenn Schmerz – wie eingangs definiert – am Tier untersucht werden soll: Gesteht man Tieren Sinne, evtl. Gefühle (Gefühlserlebnisse?), vielleicht sogar erwartete (potentielle) (Gewebs-) Schädigung zu, so ist es mit Sicherheit zu einer Beschreibung von Sinnes- oder Gefühlserlebnissen nicht fähig. Bislang kann tatsächlich nicht einmal mit letzter Sicherheit gesagt werden, ob Tiere überhaupt Schmerzen empfinden. Poggio u. Mountcastle [14] stellten die Behauptung auf, "there is no reason to suppose that in evolution the perception of pain appears as a holy new sensory phenomen in man" und es ist heute allgemein akzeptiert, daß Tiere – zumindest jedoch Wirbeltiere – Schmerzen erleiden, die denen des Menschen ähnlich sind. Es bleibt jedoch das Hauptproblem bestehen: Tiere können ihre Empfindungen nicht beschreiben. Dies ist relativ irrelevant für die Beantwortung von Fragestellungen, die am narkotisierten Tier, am Spinaltier, am isolierten Organ oder an Zellkulturen durchgeführt werden können. Hierzu gehören Untersuchungen über die Eigenschaften von Schmerzrezeptoren, schmerzleitende Bahnen, Umschaltvorgänge auf Rückenmarksebene und im Gehirn, sowie neurochemische Fragestellungen. Insgesamt machen Untersuchungen dieser Art die Mehrzahl aller Tierversuche zum Schmerz aus [15].

Die intensive Beschäftigung mit den ethischen Problemen schmerzhafter Tierversuche hat den Wissenschaftlern sowohl die Problematik dieser Probleme verdeutlicht als auch die dringende Notwendigkeit der Entwicklung alternativer Methoden (z. B. Computermodelle, Zellkulturen, isolierte Organe und andere schmerzfreie Materie).

Schmidt u. Struppler [15] schlagen in ihrem Buch „Der Schmerz – Ursachen, Diagnose, Therapie –" den Tierschutzorganisationen vor, als Zeichen ihres Engagements eine große internationale Stiftung ins Leben zu rufen, die mit ihren finanziellen Mitteln diesen Zweig der Forschung fördert, beispielsweise durch ein internationales Forschungsinstitut zur Entwicklung alternativer Methoden.

Eine nicht zu unterschätzende Anzahl von schmerzhaften Experimenten wird jedoch auch am nichtnarkotisierten wachen Tier durchgeführt. Immer besteht hier das Problem der Schmerzmessung: Da das Tier keine Angaben zur Schmerzintensität machen kann, wird vom Menschen aus der beobachteten Reaktion auf einen Schmerzreiz auf die Schmerzintensität geschlossen: Diese Methode ist in der Schmerzforschung am Menschen wegen ihrer Unzuverlässigkeit verlassen und obsolet. Nur das schmerzerleidende Individuum kann die Intensität des Schmerzes beurteilen. Damit ist bereits die Grundlage einer wissenschaftlichen Bearbeitung des Phänomens Schmerz am wachen Tier erschüttert. Es stellt sich die Frage, inwieweit eine nozifensive Reaktion bei Tieren mit Schmerz gleichgesetzt werden kann.

Charpentier [6] meinte das Problem beantworten zu können, indem er vier Reaktionen auf Schmerzreize beim Tier erkannte:

1. Eine elementare, schnelle Reaktion – Schreck;
2. Eine einfache, nichtspezifische Reaktion – Flucht;
3. Eine affektive Reaktion – z. B. Quieken;
4. Eine letzte koordinierte Reaktion – gezielte Abwehr des Schmerzreizes.

Er ordnete sie unterschiedlichen Anteilen des ZNS zu, Rückenmark (1.), Hirnstamm (2.), Rhinencephalon (3.) und Kortex (4.), in der Hoffnung, eine gute Korrelation von Schmerz und Reaktion zu erzielen. Caroll u. Lim [5] sahen hingegen die Schmerzreaktionen beim Tier, wie Zucken, Beißen, Flucht, Kampf oder sogar akustische Äußerungen, als untrennbar von motorischen Reflexen an. Demnach seien diese nicht in der Lage, das Fehlen einer verbalen Kommunikation beim Tier zu ersetzen.

Das Problem der Schmerzmessung beim Tier ist bis heute nicht gelöst. Zimmermann [25], in seiner Eigenschaft als Vorsitzender des Komitees für Forschung und Ethik der International Association for the Study of Pain, plädiert für eine sorgfältige Beobachtung der Tiere und ihrer Verhaltensabweichungen vom normalen. Viele andere schmerzassoziierte Parameter sollten im Experiment miterfaßt werden, wie beispielsweise das Elektroencephalogramm, vegetative Parameter, das Wach-Schlaf-Verhalten, das Eß-Trink-Verhalten, das Paarungsverhalten, Leistungen in Lern- oder Unterscheidungsaufgaben und das Sozialverhalten. Er ist der Überzeugung, daß Wissenschaftler sehr viel von kranken Tieren lernen können: Es gibt sehr viele Haustiere und Tiere im Zoo, die verletzt oder krank sind, an denen das vom normalen abweichende Verhalten studiert werden könne. Die Interpretation der Verhaltensänderungen beim Schmerz könnte zuverlässiger werden. Es ist bedauerlich, daß systematische Untersuchungen an diesem natürlich vorkommenden Klientel von Tierpatienten bislang offenbar fehlen [25].

Um so erstaunlicher ist die gute Übertragbarkeit einiger tierexperimenteller Ergebnisse zum akuten Schmerz:

Tail-flick-reaction: Die Latenzzeit der Schwanz-Wegzieh-Reaktion (z. B. Ratte, Meerschweinchen) nach Applikation eines Hitzestrahls, einer erwärmten Heizplatte oder aber eines Laserstrahls hat sich als gutes Maß der Schmerztoleranz erwiesen. Analgetika können mit diesem Versuch auf ihre analgetische Potenz untersucht werden.

Hot-plate-test: Ähnlich, wenn auch ausgefeilter, ist der Heizplatten-Test unter Verwendung dressierter Katzen [24].

Beiden Experimenten gemeinsam ist die den Tieren belassene Möglichkeit, den Versuch, durch Wegziehen des Schwanzes oder der Pfote bzw. beim Heizplatten-Test durch Verlassen der Heizplatte, zu beenden (operant control). Noch nach Monaten sollen die Versuchskatzen ein normales Verhalten aufweisen.

Es würde zu weit führen, alle Tiermodelle zur Erforschung akuter Schmerzzustände zu beschreiben und auf ihre Aussagekraft zu untersuchen. Als Schmerzreize werden mechanische Reize (Problem der selektiven Reizung von Mechano-Nozireptoren), Hitzereize (s. o.), elektrische Reize (Zahnpulpa – Problem der Zahnpulpa-Nozireptoren) und chemische Reize verwendet.

Erwähnenswert erscheint die Diskrepanz zwischen den Reaktionen von Mensch und Tier bei einmaliger elektrischer Zahnpulpa-Reizung: Bei der Katze führt sie zum Kieferöffnungsreflex ohne Anzeichen von Schmerz, beim Menschen hingegen zu Schmerz. Dies mag als weiteres Beispiel der fraglichen Übertragbarkeit von Tierexperimenten auf den Menschen dienen.

Ein tierexperimentelles Modell zum viszeralen Schmerz soll als Beispiel für einen Versuch dargestellt werden, bei dem das Tier keine Möglichkeit hat, dem Schmerzreiz auszuweichen:

Writhing-Test [11]: Beim Krümmschmerz-Test wird nach intraperitonealer Injektion analgetischer Substanzen (z. B. Bradykinin, Acet-Essigsäure, hypertone Natriumchlorid-Lösung) die Reaktion beispielsweise bei Mäusen beobachtet. Es kommt zu Innenrotation eines Fußes, Festsaugen am Bauch, Überstreckung des Körpers, Einnehmen einer stabilen Seitenlage oder aber zum ständigen Umkreisen des Käfigs. Nachdem nicht nur Analgetika, sondern auch Substanzen, wie Physostigmin, Pilocarpin, Ephedrin und Mephenesin [9] diese Reaktion blockieren, scheint mir der Wert dieses Tiermodells vor allem auch aufgrund des grausamen Charakters dieses Versuchs fraglich.

Als noch problematischer muß der Versuch angesehen werden, tierexperimentell chronische Schmerzzustände zu erforschen. Dies wird jedoch von einigen Autoren, z. B. Sternbach [17] für notwendig erachtet, da die Ergebnisse zum akuten Schmerz nicht übertragbar sind auf chronische Schmerzzustände. So wissen wir, daß akuter Schmerz mit der Emotion Angst, chronischer Schmerz hingegen mit der Depression assoziiert ist. Während Anxiolytika (z. B. Benzodiazepine) bei akuten Schmerzzuständen sinnvoll einsetzbar sind, können sie bei chronischen Schmerzzuständen eher schaden. Viele Mechanismen, die zu chronischen Schmerzen führen, sind bislang unbekannt. Sie können biologischer, psychologischer oder sozialer Natur sein, wobei nur der biologische Aspekt tierexperimentell erforscht werden kann. Sternbach nennt in diesem Zusammenhang die Überprüfung der aminergen Hypothese für chronische Schmerzen von Akil u. Liebeskind [1], die besagt, daß die Wirksamkeit inhibierender Schmerzsysteme von adäquaten Serotoninspiegeln in Relation zu Noradrenalinspiegeln im Gehirn abhinge. Bei chronischen Schmerzen mit Opiatgebrauch sei der Serotoninspiegel verringert, was die Toleranz gegen Opiate und die analgetische Wirksamkeit trizyklischer Antidepressiva erklären könnte. Eine solche Hypothese tierexperimentell zu prüfen, muß als sinnvoll erachtet werden.

Auch tierexperimentelle Untersuchungen zum Deafferenzierungs- und Denervierungsschmerz haben in letzter Zeit tiefere Einblicke in die Pathogenese dieser Schmerzzustände, auch beim Menschen, gewährt. Am Beispiel der Neuromforschung zeigt beispielsweise Zimmermann auf [25], wie durch Minimierung der Läsion, durch Trennung nur eines Nerven, selbstzerstörerisches Verhalten, wie man es bei Durchtrennung von zwei und mehr Nerven beim Tier beobachtet, vermieden wird.

Daneben existieren Tiermodelle zur Erforschung neuralgischer Schmerzen, Polyarthritis und Entzündung, die zu diskutieren zu weit führen würde (siehe z. B. [21]). Der Wissenschaftler muß sich jedoch immer vor Augen halten, daß der biologische Aspekt chronischer Schmerzzustände nur einen Teilaspekt darstellt und vor allem bei länger bestehenden Schmerzzuständen psychische und soziale Faktoren in den Vordergrund treten: So ist bekannt, daß bei der Therapie chronischer Schmerzzustände beim Menschen Änderungen im Lebensstil des Patienten im Sinne von Aktivitätssteigerung, eine aggressive Behandlung der Depression und die Vermeidung von sekundärem Krankheitsgewinn, beispielsweise durch vermehrte Zuneigung von seiten der Familie oder durch Berentung von herausragender Bedeutung sind.

Zumindest ebenso wichtig ist die frühzeitige Behandlung schmerzhafter Erkrankungen, von denen bekannt ist, daß sie bei Chronifizierung nur noch schwer therapierbar sind (z. B. Behandlung der sympathischen Reflexdystrophie frühzeitig durch regelmäßige Sympathikusblockaden mit Lokalanästhetika). Es muß in diesem Zusammenhang auch darauf hingewiesen werden, daß einigen chronischen Schmerzzuständen prophylaktisch begegnet werden kann: Der postherpetischen Neuralgie durch regelmäßige Sympathikusblockade mit Lokalanästhetika im Frühstadium sowie dem Phantomschmerz nach elektiven Amputationen durch Leitungsanästhesie vor der Durchtrennung der Nerven. Der Verbreitung dieses Wissens kommt absolute Priorität zu, was im Idealfall dazu führen könnte, Experimente überflüssig zu machen. Zumindest muß diskutiert werden, ob unter diesen Voraussetzungen nicht auf einen Erkenntniszuwachs verzichtet werden kann.

Erscheint ein Problem im Tierversuch lösbar, so erheben sich ethische Probleme. Diese wurden in der Geschichte der Tierversuche unterschiedlich beurteilt. Galen (129–199) sprach beispielsweise die Hemmung des Experimentators bei der Eröffnung lebendiger Tiere an: Er empfahl die Freilegung des Gehirns an Schweinen und Ziegen, weil der Experimentator dadurch den unangenehmen Ausdruck des Affen bei der Vivisektion vermeidet [8]. Die Bedenken Galens waren ausschließlich ästhetischer Natur. Nachdem im Mittelalter keine wissenschaftlichen Experimente durchgeführt wurden, erlebten sie in der Renaissance, Spätrenaissance und im Barock eine bis zur Jahrhundertwende um 1900 exponentielle Zunahme. Zunächst wurde auch in dieser Phase viviseziert: „… Untersuche, ich beschwöre Dich, an Tieren, die Du, ich ermahne Dich nachdrücklich, lebendig sezieren mußt ….“ (Realdo Colombo in De Re Anatomica, 1562) [7]. Nach Johann Jakob Wepfler (1620–1695) [22] waren Tiere „Märtyrer der Anatomen“. Die Haltung gegenüber Tieren muß natürlich im Verhältnis zur Grausamkeit in dieser Zeit überhaupt gesehen werden. Es sei daran erinnert, daß der Sklavenhandel in England erst 1811 zur Felonie erklärt und erst 1865 im Gesamtgebiet der USA abgeschafft wurde. Eine erhöhte Sensibilität gegenüber Tieren fand sich im 18. Jahrhundert, organisierte Massenbewegungen gegen Versuche mit lebendigen Tieren fanden am Ende des 19. Jahrhunderts ihren Höhepunkt. Ein Wandel des Verhältnisses Mensch:Tier trat im Zusammenhang mit einem großen kulturellen Wandel im Sinne umwälzender Erfindungen (Elektrizität, Verkehrsmittel), Industrialisierung und Verstädterung auf, der begleitet war von einer gewissen vagen Wissenschaftsfeindlichkeit und Zukunftsangst. Im Rahmen der Verstädterung wurden Tiere als Haustiere zur Befriedigung emotionaler Bedürfnisse gehalten – was um 1900 die Erfindung von Elektrizität und Verkehrsmittel war, ist heute die Atomkraft sowie der Vorstoß in den Weltraum. Wir haben heute die paradoxe Situation, daß – unabhängig von der Schmerzforschung – der Nutzen der Tierversuche evidenter ist denn je, die Zahl der Tierversuche international abnimmt und trotzdem die Agitation dagegen höchste Wellen schlägt (s. z. B. [20]).

Vor diesem geschichtlichen und gesellschaftlichen Hintergrund muß die Auseinandersetzung von Laien und Wissenschaftlern mit den ethischen Problemen des schmerzhaften Tierexperiments gesehen werden.

Das bereits erwähnte Komitee der International Association for the Study of Pain für Forschung und Ethik hat folgende Richtlinien zum Tierexperiment in der Schmerzforschung erlassen:

1. Es ist notwendig, daß geplante, schmerzhafte Experimente am wachen, nichtanästhesierten Tier zuvor von Wissenschaftlern und Laien überprüft und akzeptiert werden. Der potentielle Nutzen solcher Experimente für unser Verständnis von Schmerzmechanismen und Schmerztherapie muß dargelegt werden. Der Untersucher muß sich der ethischen Verpflichtung bewußt sein, seine Untersuchungen kontinuierlich auf ihre Sinnhaftigkeit zu überprüfen.
2. Der Untersucher sollte nach Möglichkeit den Schmerzreiz an sich selbst ausprobieren; dies ist in der Mehrzahl der Experimente im akuten Stadium möglich.
3. Um das Ausmaß der Schmerzen zu bestimmen, sollte der Untersucher sorgfältig die Verhaltensänderungen vom normalen beobachten und abschätzen. Physiologische und Verhaltensparameter sollten gemessen werden. Die Ergebnisse dieser Messungen müssen aus dem Publikationsmanuskript ersichtlich sein.

4. Bei Tierversuchen zum akuten und chronischen Schmerz muß gewährleistet sein, daß dem Tier der Schmerzreiz mit der geringsten, für den Versuch notwendigen Intensität verabreicht wird (Minimum pain principle).
5. Ein Tier, das während des Versuchs chronische Schmerzen erleidet, sollte eine Schmerzbehandlung erhalten oder es sollte ihm ermöglicht werden, selbst zu schmerzlindernden Maßnahmen zu greifen, solange dies mit dem Ziel der Untersuchung zu vereinbaren ist.
6. Untersuchungen an muskelrelaxierten Tieren sollten nicht ohne Allgemeinanästhesie oder chirurgische Maßnahmen, die das Wachsein verhindern, vorgenommen werden.
7. Die Dauer des Experimentes sollte so kurz wie möglich und die Anzahl der verwendeten Tiere so gering wie möglich gehalten werden.

Wird bedacht, auf welch schwachen Füßen die Methoden der tierexperimentellen Schmerzforschung stehen, so ist die Einhaltung dieser Richtlinien als Minimalforderung anzusehen. Zimmermann [25] hat sie mit Kommentaren erläutert und erweitert. Beim Vergleich der ethischen Forderungen zum Tierexperiment mit den weiter unten dargestellten Forderungen zum schmerzhaften Experiment am Menschen fällt auf, daß erstere eingehalten werden sollten, letztere jedoch eingehalten werden müssen.

Beim schmerzhaften Experiment am Menschen (s. z.B. [2]) muß zunächst unterschieden werden zwischen Schmerzdiagnostik und Schmerzmessung.

Erstere berücksichtigt die Qualität, Intensität, Dauer, Häufigkeit, Chronizität, zeitliche Koinzidenz, Lokalisation und Ausstrahlung, letztere lediglich die Intensität. Schmerzmessung ist bedeutsam mit der Therapieverlaufsuntersuchung akuter und chronischer Schmerzen sowie in der Forschung (z.B. Analgetika-Prüfung).

Schmerzmessung ist nicht gleichbedeutend mit Objektivierung. Messen, also ein Vergleich mit einem Maßstab, kann beim Schmerz nur Messung mit dem subjektiven Maßstab des schmerzleidenden Patienten bedeuten. Interindividuelle Invarianz, wie es die exakten Naturwissenschaften postulieren, kann unter diesen Voraussetzungen nicht als gegeben angesehen werden. Intraindividuelle Stabilität des Maßstabs kann lediglich erhofft, nicht aber erwartet werden (Änderung des individuellen Maßstabs im Laufe der Zeit, beispielsweise durch zwischenzeitliche Erfahrungen guter oder schlechter Art). Die mangelnde Stabilität der zu messenden Größe erschwert darüber hinaus die Überprüfung der Reliabilität von Meßinstrumenten, die üblicherweise als Wiederholungszuverlässigkeit bestimmt werden. Im Grunde kann auch nur logische Validität, nicht aber Übereinstimmungsvalidität unterstellt werden. Für die Zukunft wäre der Versuch einer Konstruktvalidierung eines einfachen quantitativen Meßinstruments (z.B. visuelle Analogskala) im Zusammenhang mit experimentellen Schmerzreizen, klinischen Schmerzen, physiologischen und biochemischen Parametern sowie Variablen aus dem psychischen Bereich (z.B. Belastung, Unlust, Ärger, Wut, Angst) einen Versuch wert.

Das Hauptproblem bei der Betrachtung des Schmerzes als Sinnesmodalität (klassische Methoden der Psychophysik), bei der sich die Reizverarbeitung in der Kette S → O → R (S = Stimulus, O = Verarbeitung im Organismus, R = Reaktion) darstellen läßt, besteht darin, daß die Verarbeitung O nicht nur eine neuronale, sondern auch eine psychische ist. Daraus resultiert, daß das Verhältnis von Stimulus zu Reaktion weder ein lineares noch gar ein 1:1 Verhältnis ist.

Wert und Aussagekraft dieser experimentell psychophysiologischen Methoden werden unterschiedlich beurteilt, sehr negativ von Beecher [3], positiver von Wolff [23].

Der Komplexheit des Phänomens Schmerz soll die SDT (Abkürzung für Signal detection theory und Sensory decision theory) gerecht werden. Sie gibt vor, zwei voneinander unabhängige Dimensionen des Verhaltens einer Versuchperson zu erfassen und getrennt voneinander zu quantifizieren, beim Schmerz beispielsweise die Dimensionen Schmerzerleben und Schmerzwahrnehmung. SDT ist bis heute in der Schmerzforschung nicht allgemein akzeptiert (s. z. B. [2]).

Schmerzevozierte Potentiale, abgeleitet von der Schädeldecke, korrelieren sehr hoch mit der subjektiven Schmerzempfindung und stellen eine vielversprechende Methode der Schmerzmessung dar, sowohl im Sinne der Erfassung unterschiedlicher Qualitäten als auch Intensitäten. Bezüglich weiterer Methoden soll hier auf Übersichtsarbeiten verwiesen werden (z. B. [2]).

Die Möglichkeiten der Schmerzmessung im klinischen Alltag sind bei weitem nicht so ausgefeilt wie die im Labor. Zur Verfügung stehen verbale Ratingskalen, aus denen < / > Relationen erfolgen (Ordinalskalenniveau!). Solche Skalen enthalten in der Regel 4–5 Kategorien (kein Schmerz – leichter Schmerz – mäßiger Schmerz – starker Schmerz – unerträglicher Schmerz), wobei bei der Zahl 5 eine natürliche Begrenzung zu liegen scheint. Die Schmerzbeurteilung einer beobachtenden Person (Arzt, Pflegepersonal) mit einer solchen Skala, wohl auf der Beobachtung der Schmerzreaktion des Patienten beruhend, muß als unzuverlässig und methodisch nicht haltbar beurteilt werden. Gänzlich unzutreffend ist die Meinung, es handle sich hier um eine objektive Methode der Schmerzmessung. Der größte Vorteil einer solchen Methode liegt in der einfachen Anwendbarkeit und schnellen Durchführung. Nachteile sind die Unzulänglichkeit und Unangemessenheit der verbalen Beschreibung der Kategorien bzw. des Schweregrades von Schmerzen [18] und die künstliche Digitalisierung einer kontinuierlichen Größe [13] sowie die Grobheit der Methode [4].

In den letzten Jahren werden zunehmend sogenannte Analogskalen zur Schmerzmessung eingesetzt, wobei die visuelle Analogskala gegenüber der graphischen Analogskala mehrere Vorteile aufweist, vor allem was die Sensibilität betrifft [16].

Analogskalen erinnern von der Methodik her stark an das in der experimentellen Schmerzforschung angewendete Cross modality matching (Vergleich der Intensität zweier Sinnesmodalitäten, wobei die Intensität des Schmerzes vom Probanden als Lautstärke eines Tons eingestellt und damit beschrieben wird), wobei die visuelle Analogskala als eine Art Papier-und-Bleistift-Abhandlung dieser Methode angesehen werden könnte. Als Vorteile müssen das anwendbare Verhältnisskalenniveau, die hohe Sensibilität unter Wegfall semantischer Verwirrungen (die Benennung der Endpunkte ist eindeutig) angesehen werden.

Nachteilig sind die, vor allem bei älteren Patienten beobachtbaren Verständnisschwierigkeiten (11%) im Vergleich zu verbalen Ratingskalen (2%) [10].

Die Anwendung von Analogskalen empfiehlt sich vor allem zur Überprüfung von therapeutischen Maßnahmen (z. B. postoperative Schmerztherapie). Ihre Anwendung wird jedoch gerade im Bereich postoperativer Schmerztherapie durch verminderte Vigilanz und daraus resultierender psychomotorischer und evtl. visueller Schwäche erschwert. Dieses Problem wird beispielsweise durch Analgetikaprüfung an Patienten, die in Regionalanästhesie ohne Sedtion operiert wurden, teilweise umgangen.

Angesichts der vom Menschen am Menschen verübten Grausamkeiten, die uns täglich in Wort (z. B. Radio, Zeitungen) und Bild (z. B. Film, Fernsehen) übermittelt werden, mag es als Zeichen übertriebener Sensibilität angesehen werden, daß die Besprechung ethischer Gesichtspunkte zum schmerzhaften Experiment am Menschen einen breiten Raum einnehmen muß.

Sehr kritische und ernstzunehmende Überlegungen zur Schmerzforschung am Menschen hat vor allem Sternbach [19] angestellt und publiziert. Er weist eindringlich darauf hin, daß das Zufügen von Schmerz ebenso wie das Belassen eines Menschen in einem schmerzhaften Zustand, obgleich dieser beendet werden könnte, zunächst einmal als grausam bezeichnet werden kann.

Das schmerzhafte Experiment am Menschen wird wohl immer damit begründet werden, daß Schmerz weh tut und schrecklich ist und aus diesem Grund Wissenschaft betrieben werden muß, um ihn besser zu verstehen, zu vermeiden und zu behandeln. Sternbach geht sehr eingehend auf die Fallstricke einer solchen Argumentation ein: So hat die Geschichte gezeigt, daß aller wissenschaftliche Fortschritt zum Guten auch zum Bösen verwendet werden kann. Häufig wird Wissenschaft glorifiziert, obgleich sie sicherlich nichts moralisch Höherwertiges darstellt als beispielsweise Kunst, das Schaffen von Schönem, oder der respektvolle freundliche Umgang mit den Mitmenschen. Nicht selten wurden (und werden?) Probanden oder Patienten unter den moralischen Druck gesetzt, am Versuch teilnehmen zu müssen – für das Wohl dieser und kommender Generationen.

Darüber hinaus ist es lohnenswert, sich Gedanken über die Motivation des Wissenschaftlers zu machen. Neben dem edlen Anspruch, für eine bessere Welt zu arbeiten, ist der Wissenschaftler ein Mensch, der Forschungsgelder anstrebt, der ein Geltungsbedürfnis hat, der Vorgesetzte und Kollegen beeindrucken will, der einen Preis (z. B. Nobel-Preis) gewinnen möchte, der Macht anstrebt (z. B. Chefposition) und der gerne Geld verdient. Zudem besteht gerade für den am Problem Schmerz arbeitenden Wissenschaftler die Gefahr, an Sensibilität im Umgang mit anderen Menschen zu verlieren. Gerade aus diesen Gründen ist es notwendig, auf die ethischen Richtlinien – wie sie von Sternbach [19] angegeben wurden – eindringlich hinzuweisen und ihre Beachtung zu fordern.

Vor jedem schmerzhaften Experiment am Menschen muß geprüft werden, ob die Fragestellung auch unter Verwendung alternativer Methoden oder aber im Tierversuch beantwortet werden kann. Sollte das Experiment tatsächlich notwendig und gerechtfertigt sein, müssen die folgenden Richtlinien beachtet werden:

1. Die geringstmögliche Anzahl an Versuchspersonen muß herangezogen und der schwächste und kürzeste Schmerzreiz gesetzt werden.
2. Die Versuchsperson muß über alle möglichen Risiken, wie physische und psychische Unannehmlichkeiten oder Schäden, aufgeklärt werden und es muß gewährleistet sein, daß die Teilnahme absolut freiwillig erfolgt und ihr bei der Verweigerung der Teilnahme am Experiment keine Nachteile entstehen (Fully informed voluntary consent).
3. Es muß jede mögliche Vorsorge getroffen werden, um Streß und Gefährdung der Versuchsperson zu vermeiden. In Laboruntersuchungen sollten Messungen der „maximalen Schmerztoleranz" nicht erfolgen, wenn dies nicht unbedingt notwendig ist. Unter klinischen Bedingungen sollten schmerzhafte Zustände nicht aufrecht er-

halten werden. Vergleichstudien mit Placebo sollen immer dann nicht durchgeführt werden, wenn eine Kontrollgruppe mit Standardanalgetika (z. B. Morphine oder Acetylsalicylsäure) zu einer vergleichbaren Aussage führt. Kein Untersuchungsdesign sollte über den Zeitraum ausgedehnt werden, der notwendig ist, um valide Daten zu erhalten. Der Teilnehmer am Versuch muß für die Teilnahme belohnt werden. Der Versuchsperson vorzumachen, sie sei dadurch belohnt, daß sie für sich in Anspruch nehmen kann, einen Beitrag zur Humanität geleistet zu haben, ist Augenwischerei. Sich freiwillig schmerzhaften Prozeduren auszusetzen, muß in irgendeiner Form honoriert werden. Bei Laborversuchen hat sich die Bezahlung bewährt, in klinischen Experimenten muß dem Patienten zumindest Schmerzlinderung versichert und gewährt werden.

Sowohl das schmerzhafte Experiment am Menschen als auch das schmerzhafte Experiment am Tier müssen durch eine Ethik-Kommission genehmigt werden. Die Zusammensetzung dieser Kommissionen ist Gegenstand heftiger Diskussionen. 50% Wissenschaftler und 50% Laien erscheint eine akzeptable Lösung.

Zum Schluß sei an eine wichtige Erkenntnis erinnert: Wissenschaftlicher Fortschritt hat nie nur zum Guten, sondern immer auch zum Bösen geführt. Erinnert sei an die Kernspaltung, die sowohl zur Energiegewinnung als auch zum Bau von Atombomben genutzt werden kann. Zunehmende Erkenntnisse über Schmerz und Schmerzmechanismen führen nicht nur zu besserer Schmerzbehandlung oder gar -vermeidung, sondern auch zu einer Verbesserung der Methoden, Schmerz zuzufügen. An diesen Methoden besteht heute und bestand immer großes Interesse: Sie werden zur Folter verwendet. Im Rundschreiben der International Association for the Study of Pain an ihre Mitglieder im August 1985 hat der Präsident der Gesellschaft Ronald Melzack darauf hingewiesen:

"I have received letters and phone calls from members who want IASP to take a position on the torture of political prisoners in a variety of countries. The evidence accumulated by Amnesty International shows very clearly that physicians and psychologists are actually participating in the planning and practice of torture. Obviously this is abhorrent and contravenes everything IASP stands for in its credo aimed at relieving pain and suffering."

Literatur

1. Akil H (1972) Monoaminergic mechanisms underlying stimulationproduced analgesia. Doctoral Dissertation, U.C.L.A. In: Bonica JJ, (ed) Advances in Neurology, Vol. 4 International Symposium on Pain. Raven, New York, 1974, p 261
2. Bangert J, Tolksdorf W (1984) Schmerzdiagnostik und Schmerzmessung – Teil 1 u. 2. Anästh Intensivther Notfallmed 19:221
3. Beecher HK (1956) Evidence for increased effectiveness of placebos with increased stress. Am J Physiol 187:163
4. Bond MR: Pain. Its nature, analysis and treatment. Edinburgh
5. Carroll MN, Lim RKS (1960) Observations on the neuropharmacology of morphine and morphinlike analgesia. Archives internationales des pharmacodynamic et de thérapie 125:383
6. Charpentier J: Analysis and measurement of pain in animals. A new conception of pain. In: Soulairac A, Cahn J, Charpentier J (eds) Pain. Academic Press, London, p d171

7. Colombo MR: De re anatomica Libri XV (Repr. 1983). Culture et Civilisation, Bruxelles, p 224
8. Galen: On anatomical procedures. Translated by Duckwoth WLH, Lyons MC, Towers B (1962). University Press, Cambridge, p 85
9. Hendershof LC, Forsaith J (1959) Antagonism of the frequency of Phenylquinone-induced writhing in the mouse by weak analgesics and non-analgesics. J of Pharmacol and Experimental Ther 125:237
10. Kremer E, Atkinson JH, Ignelzi RJ (1981) Measurement of pain: patient preference does not confound pain measurement. Pain 10:241
11. Lim KS, Guzman F (1968) Manifestations of pain in analgesic evaluation in animals and man. In: Soulairac A, Cahn J, Charpentier J (eds) Pain. Academic Press, London, p 119
12. Melzack R (1985) President's message. Newsletter. Internat Association for the study of pain
13. Ohnhaus EE, Adler R (1975) Methodological problems in the measurement of pain: A comparison between the verbal rating scale and the visual analogue scale. Pain 1:379
14. Poggio GF, Mountcastle VB (1960) A study of the functional contributions of the lemniscal and spinothalamic system of somatic sensibility. Central nervous mechanisms in pain. Bulletin of Johns Hopkins Hospital 106:266
15. Schmidt RF, Struppler A (1982) Der Schmerz. Ursachen, Diagnose, Therapie. Piper, München
16. Scott J, Huskisson EC (1976) Graphic representation of pain. Pain 2:175
17. Sternbach RA (1976) The need for an animal model of chronic pain. Pain 1:2
18. Sternbach RA: Clinical aspects of pain. In: Sternbach RA (ed) The psychology of pain. New York
19. Sternbach RA (1983) Ethical considerations in pain research. In: Melzack R (ed) Pain Measurement and Assessment. Raven Press, New York
20. Tröhler U (1985) Was ist neu? – Der medizinische Tierversuch im Meinungsstreit. Swiss Pharma 7, Nr. 5, 7
21. Vyklicky L (1984) Methods of testing pain mechanisms in animals. In: Wall PD, Melzack R (eds) Textbook of pain. Churchill Livingstone, Edinburgh
22. Wolff BB (1984) Methods of testing pain mechanisms in normal man. In: Wall PD, Melzack R (eds) Textbook of pain. Churchill Livingstone, Edinburgh
23. Zimmermann M (1976) Neurophysiology of nociception. International Review of Physiology. Neurophysiology II, 10:221
24. Zimmermann M (1984) Ethical considerations in relation to pain in animal experimentation. In: Bankowski Z, Howard-Jones H (eds) Biomedical Research involving animals. Geneva

Ethische Aspekte bei klinischen Studien

A. Grünert

Einleitung

Bevor ich das mir gestellte Thema abhandle, müssen zur Vermeidung von Mißverständnissen einige Vorbemerkungen vorangestellt werden. Die Komplexität ethischer Aspekte bei klinischen Studien verbietet einerseits von vornherein, eine vollständige und systematische Abhandlung des Themas im vorgegebenen zeitlichen Rahmen anzustreben; dies hat andererseits die Notwendigkeit zur Folge, subjektiv als besonders wichtig empfundene Teilbereiche auszuwählen. Dieser Zwangslage übergeordnet ist die grundsätzliche Schwierigkeit, über Bereiche zu reflektieren, die zwar eine fundamentale Bedeutung für die tägliche Arbeit haben, deren Inhalte aber weder in formaler noch in philosophisch-inhaltlicher Sicht im Laufe der Ausbildung angesprochen werden.

Um Mißverständnissen vorzubeugen, ist es erforderlich, einige Definitionen präzise festzulegen, deren Inhalt für die Erörterung des Themas notwendig ist. Nach Aristoteles ist die *Ethik,* die Sittenlehre, der Teil der Philosophie, der sich mit dem Sittlichen beschäftigt. *Ethos* dagegen beschreibt die Sitte oder den Brauch oder die Standesehre einer bestimmten Gruppe, die im Gegensatz zur Ethik als einer bestimmten Grundanschauung als Standesethos mehr die Grundlage des täglichen Handelns darstellt.

Während für viele Jahrhunderte, ausgehend von hellenistischem Gedankengut, die *ärztliche Ethik,* als *hippokratischer Eid* formuliert, unbestritten als Handlungskodex der Ärzte festlag, sind diese allgemein verbindlichen Normen in neuerer Zeit doch zunehmend in Diskussion geraten, obgleich die Notwendigkeit solcher Verhaltensnormen, vor allem in der Entwicklung der klinischen Medizin nach dem 2. Weltkrieg, enorm an Stellenwert gewonnen hat. Es ist auch zu betonen, daß die naturwissenschaftlich-medizinische Forschung einen Bereich darstellt, der neue Übereinkünfte über die Verfahrensweise und das ethische Verhalten bei Forschungsprojekten erforderlich machte. Die Besonderheit der medizinischen Forschung, und hier ganz besonders der klinischen, patienteninvolvierenden Forschung, liegt in der Diskrepanz, der Polarität zwischen dem naturwissenschaftlichen, unter methodisch reproduzierbaren Kriterien durchgeführten Arbeitsansatz und dem ärztlichen Handeln selbst. Die Diskrepanz zwischen diesen beiden Bereichen wird durch den Widerspruch zwischen dem wissenschaftlichen Ansatz der reproduzierbaren Erkenntnisgewinnung und dem individuellen Behandlungakt des Arztes an seinem Patienten charakterisiert.

Der Arzt behandelt den individuellen Kranken, eben seinen Patienten, wobei er jeweils im Einzelfall oft nicht definierbare und meist unbekannte Einflußgrößen in Kauf nehmen muß. Der Naturwissenschaftler hingegen experimentiert meist mit einer großen Zahl durchgeführter Experimente an streng definierten Systemen. Während der Arzt seinen individuellen Patienten auch über die Lehrbuchkunst hinaus mit allen ihm verfügbaren Mitteln und Methoden zu retten versucht, ist es völlig irrelevant, ob eine Reproduzierbarkeit des Heilerfolges möglich ist oder nicht. Für den Naturwissenschaftler, der sein Experiment nach vorgesetztem Versuchsplan durchführt und beendet, ist ein gutes Ergebnis immer dadurch charakterisiert, daß es reproduzierbar sein muß. Ein Ergebnis, welches durch nicht versuchsgemäße Einflußgrößen unsicher wird, wird verworfen. Die Gebote der ärztlichen Ethik der individuellen Behandlung jedes Patienten und der übergeordneten Achtung vor dem Menschen und seinem Leben, der nicht zu einem Objekt der Forschung degradiert werden kann, machen den grundsätzlichen Unterschied zum naturwissenschaftlichen Experiment deutlich.

Aus diesen Zusammenhängen, resultiert auch der besondere Stellenwert des Tierexperiments in der klinisch-medizinischen Forschung. Während üblicherweise Hypothesen über Modellreaktionen am Tiermodell evaluiert werden, um dann Eingang in die klinische Medizin zu finden, sind Tierexperimente bei klinischen medizinischen Forschungen nur dann indiziert, wenn sich Fragestellungen in der Klinik herauskristallisieren, die eben am Menschen selbst nicht experimentell lösbar sind. In diesen Fällen müssen die Lösungen am Tiermodell oder an sonstigen Modellexperimenten gesucht werden. Um den Pathomechanismus und darauf aufbauende therapeutische Konzepte beispielsweise eines Schädelhirntraumas zu erforschen, verbietet sich aus ethischen Gründen die Evaluierung an einem entsprechend großen Kollektiv von Patienten, da man naturgemäß experimentelle standardisierte Traumatisierungen nicht am Menschen durchführen kann. Mit dieser Fragestellung kann nur im standardisierten Tiermodell Forschung betrieben werden.

Klinische Studien können grundsätzlich zwei verschiedene Charakteristiken aufweisen. Einerseits die klinische Studie zur Erlangung wissenschaftlicher Erkenntnisse, sei es über den Pathomechanismus einer Krankheit, sei es zur Evaluierung von Wirkmechanismen bestimmter Pharmaka, also die Durchführung von Experimenten an nach statistischen Kriterien festgelegten Kollektiven, anderseits die Forschung am Einzelpatienten, die im Extremfall bis zum klinischen Experiment reichen kann, wobei bereits ein Therapieversuch in diesen Bereich gehört. Die klinischen Studien an ausgewählten Kollektiven zur Erweiterung der medizinischen Erkenntnis stellen sozusagen klinische Experimente mit fehlendem Heilzweck dar. Mit diesen wenigen Bemerkungen sollte einleitend unterstrichen werden, daß der ethische Aspekt der Forschung einer Neuregelung bedurfte. So wurde vor allem im amerikanisch-anglosächsischen Bereich nach dem Zweiten Weltkrieg eine Bewegung in Gang gesetzt, die ausgehend von dem sogenannten Nuremberg-Code bald zur Deklaration von Genf führte. Im Grunde ist dies eine an die modernen Gegebenheiten angepaßte Form des hippokratischen Eides zur Neufassung ethischer Grundlagen ärztlichen Handelns. Als Konsequenz aus diesen Diskussionen verkündete dann die Generalversammlung des Weltärztebundes 1964 die sogenannte Deklaration von Helsinki, die für die Durchführung wissenschaftlicher Untersuchungen, sowohl mit therapeutischer Zielsetzung als auch ohne ausgesprochenen Heilzweck in reiner Grundlagenforschung ethische Grundvorstellungen zusammenfaßte. Schließlich wurde diese Deklaration in der 29. Generalversammlung des Weltärztebundes 1975 in Tokio insofern revidiert, als nun auch praktische Verfahrensweisen, z. B. in Form der Ethikkommissionen, für die ethische Begründung und Überprüfung von klinischen Studien vorgesehen werden. Diese Deklarationen haben keinen Vorschriftencharakter, sondern stellen Empfehlungen dar, wobei spezifische, ethische und rechtliche Normen des jeweiligen Landes übergeordnete Bedeutung eingeräumt bekommen.

Ethisch-orientierte Aspekte wissenschaftlicher Fragestellungen und Zielsetzungen

Bemüht man sich, die einzelnen Bereiche ethisch relevanter Aspekte der klinisch-medizinischen Forschung auszuleuchten, entdeckt man eine außerordentliche Komplexität, da sittliches Verhalten keineswegs nur im Wechselverhältnis zwischen Arzt oder Wissenschaftler und Patienten oder Probanden gesehen werden darf. Es bestehen verschiedene Ebenen der Problematik, die z.B. das Verhältnis von Arzt und Forscher sowie Arzt und Patient, aber auch Arzt und Öffentlichkeit betreffen. In der klinischen Forschung ist in diesen vielfältigen Wechselbeziehungen der zentrale Aspekt, der einer ethischen Überprüfung standhalten muß, in jedem Fall die Zielsetzung bzw. die Fragestellung der Untersuchung. Wir möchten dabei betonen, daß die Fragestellung ohnehin eine zentrale Problematik jeder Studie darstellt, da sie nicht nur den wissenschaftlichen Wert einer Untersuchung bestimmt, sondern darüber hinaus auch die Beurteilung der Durchführbarkeit einer klinischen Studie erst ermöglicht. Ein weiterer Aspekt, der den ethischen Charakter einer klinischen Studie entscheidend bestimmt, ist die Art der Versuchsplanung und daraus resultierend das Problem der eingesetzten *Methodik*. Völlig losgelöst von der ethischen Beurteilung der Problematik, der Wechselbeziehung zwischen Forscher und Patient, der Menschenwürde und höherrangigen Prioritäten, gilt als ein zentraler Bereich, der die ethische Qualität einer Studie bestimmt, eine problembezogene evaluierte Methodik. Eine inadäquate Methodik ist ebenso unethisch, wie die Nichtbeachtung der Priorität ärztlicher Verhaltensnormen.

Normative Kriterien zur Beurteilung ethischer Sachverhalte

Bis heute ist die eigentliche Grundlage der ärztlichen Ethik der sogenannte hippokratische Eid. Vereinfachend gilt als oberstes ethisches Kriterium in bezug auf den Patienten das Bestreben, die Gesundheit des Patienten wiederherzustellen.

Salus aegroti suprema lex gilt nach wie vor als oberste Maxime ärztlichen Handelns, wobei gerade der Aspekt der modernen Forschung eine gewisse Aufweichung bewirkt hat, indem man sich darauf einigte, nicht zu schaden, was ganz besonders für alle klinischen Experimente und klinischen Studien gilt, bei denen der Heilzweck nicht ausschlaggebend ist. Als wesentliche Folge der Deklaration von Tokio haben sich in vielen Ländern bereits Ethikkommissionen etabliert, die für die Beurteilung und Überprüfung ethischer Normen in klinischen Studien vorgesehen sind. Dabei kommt eine ganz besonders schwerwiegende Problematik zum Vorschein, die in der personellen Zusammensetzung dieser Kommissionen begründet ist. Es erscheint außerordentlich brisant, einerseits ärztliches Handeln und daraus resultierende Forschung durch Nicht-Ärzte zu beurteilen, andererseits über eine starke Kompetenzerweiterung dieser Kommissionen die Gefahr heraufzubeschwören, die Freiheit der Forschung empfindlich zu beschneiden.

Ethische Aspekte bei Studien mit bewußtlosen Patienten

Der gesamte Fragenkreis wird noch komplexer, wenn wir das Problem der Behandlung bewußtloser Patienten durchleuchten. Als wesentliches Ergebnis solcher Betrachtungen ergibt sich, daß ethisches Verhalten in jedem Fall die Verantwortungsbereitschaft des Arztes oder Forschers gegenüber dem einzelnen Patienten voraussetzt. Die Betrachtung der Studien an bewußtlosen Patienten, sei es als Therapieversuch oder als Behandlung mit Außenseitermethoden, läßt erkennen, daß Sittlichkeit nicht primär von der Einwilligung des Patienten bestimmt wird, was gerade die Forderung nach dem uneingeschränkten Konsens und der umfassenden Aufklärung ins Zwielicht geraten läßt; wird doch unsittliches Verhalten nicht durch die Einwilligung eines überredeten Patienten sanktioniert.

Ein gutes Beispiel für die einschlägige Problematik ist die Anwendung der Hirndrucksonde, die in der Anfangsphase als Experiment notwendigerweise eingesetzt werden mußte, ohne zu diesem Zeitpunkt bereits über den Nutzen für den Patienten etwas aussagen zu können. Es ist hoch beeindruckend, heute zu sehen, daß mit Hilfe der Hirndrucksonde beim schädel-hirn-traumatisierten Patienten häufig vor allem rasch sich entwickelnde intrakraniale Druckanstiege bereits im Ansatz erkannt werden können, bei denen dann im gezielten Therapieversuch unter dem Einsatz von Barbituraten eine Drucknormalisierung erzielbar ist. Diese Therapie mußte eine Blindtherapie bleiben, solange das Erfolgskriterium, nämlich die Normalisierung des Hirndrucks, fehlte.

Ein schwieriges Problem in diesem Zusammenhang ist die Überprüfbarkeit der Therapie. Viele Therapieformen haben eine empirische Geschichte, bei denen trotz positivem klinischem Erfolg die pathophysiologischen Grundlagen fehlen, und somit harte meßtechnische Überprüfungen nicht entwickelt werden. Gerade das Beispiel des bewußtlosen schädel-hirn-traumatisierten Patienten zeigt, daß, solange eine Erfolgskontrolle über eine Hirndruckmessung ausstand, Therapien unter Einsatz der verschiedensten Medikamente, angefangen von der Kortison-Therapie bis hin zu Barbiturattherapie oder den Osmodiuretika, nicht überprüfbare Therapien waren, bei denen lediglich der klinische Ausgang für die Güte des Verfahrens sprach, was allerdings in bezug auf die Prognose und die Chance des Patienten und die Beurteilung seines Heilverlaufs häufig sehr unbefriedigend ist.

Konsequenzen und Schlußfolgerungen

Aufgrund der zahlreichen Erfahrungen in den letzten Jahren kann man zu folgenden Postulaten kommen: Die ethischen Kriterien des ärztlichen Handelns haben auch in der klinischen Forschung Priorität vor jeder wissenschaftlich strengen Festlegung. Der Arzt muß aufgrund ethischer Bedingungen häufig wissenschaftliche Fragestellungen und eine präzise Versuchsdurchführung aufgeben, um ethischen Kriterien gerecht zu werden. Auf der anderen Seite muß man sagen, daß gerade die Beurteilung der Fragestellung und der Zielsetzung außerordentlich sensible Bereiche für die Beurteilung der eingesetzten Mittel, der Methodik und der Verfahren darstellen. Die Ehrfurcht vor dem Leben und die Achtung des Patienten als Individuum stehen als Gegenpol den naturwissenschaftlich strengen Kriterien einer präzisen Versuchsplanung gegenüber, die sich häufig aus ethischen Gründen im klinischen Bereich nicht einhalten lassen.

Konsequenzen aus den ethischen Postulaten resultieren in der klinischen Forschung vor allem in der Verpflichtung, bestimmte Fragestellungen, die für die Erkenntnis pathophysiologischer Grundlagen sowie für die Entwicklung und Evaluierung diagnostischer und therapeutischer Konzepte nötig sind, im tierexperimentellen Ansatz zu lösen, weil dieser Ansatz untergeordnete ethische Aspekte gegenüber den Untersuchungen am Patienten aufweist.

Neben den erörterten Kriterien bezüglich der Patienten gibt es eine große Zahl von Aspekten im klinischen Untersuchungsbereich, die ebenfalls einer ethischen Evaluierung unterzogen werden müssen, bei denen nicht nur die Präzisierung der Zielsetzung und Fragestellung, sondern dabei gleichzeitig die Qualität der Versuchsplanung und der problemorientierten Methodik im Mittelpunkt stehen. Eine nicht begründete Erfassung einer Meßgröße hat einen ähnlich unethischen Charakter wie der Einsatz einer inadäquaten Methodik oder die Durchführung eines therapeutischen oder diagnostischen Verfahrens durch einen in dieser Technik nicht Ausgebildeten. Diese Forderung beinhaltet gleichzeitig als strenges sittliches Kriterium die Selbstbeschränkung und Selbstkritik des Forschers und Arztes, der aus ethischen Gründen nur solche Verfahren und solche Maßnahmen an einem Patienten ergreifen darf, für die er die entsprechende Qualifikation vor seinem innersten Gewissen besitzt.

Abschließend sei bemerkt, daß die ethischen Prinzipien in der klinischen Forschung, sei es in der Intensivmedizin wie auch in der konservativen oder operativen Medizin, das individuelle Verhältnis des Arztes zum Patienten gegenüber jeder wissenschaftlichen Zwangslage als übergeordnete Priorität bestimmen müssen. Der Abbruch eines Experiments und die individuelle Durchführung eines Heilversuchs sind ein besonderes Charakteristikum der klinischen Forschung, die diametral zu den naturwissenschaftlichen Prinzipien einer Forschungsdurchführung stehen.

Ethische Kriterien bestimmen also den Umgang des Arztes mit dem Patienten, den Umgang des Arztes mit Kollegen und den Umgang des Arztes mit der Öffentlichkeit, wobei für die im vorliegenden Referat betrachteten Teilbereiche vor allem in bezug auf klinische Studien nur die beiden Bereiche des Umgangs des Arztes mit dem Patienten und der des Arztes mit der Öffentlichkeit betreffen.

Die ethischen Kriterien im Umgang mit Patienten sind den wissenschaftlichen Kriterien übergeordnet
- die Behandlungspflicht (Problem der Placebogruppe),
- das Berufsgeheimnis,
- die Wahrheitspflicht (Doppelblindstudien),
- Fortbildungsverpflichtung (Außenseitermethoden).

Im Umgang mit der Öffentlichkeit muß eine Rückbesinnung auf
- die Notwendigkeit der Fortbildung,
- der Notwendigkeit der Forschung und
- die Unsinnigkeit der Überprüfung ärztlicher Handlung durch Nichtärzte erfolgen.

Abschließend muß noch einmal betont werden, daß die ethische Verpflichtung eine ganz persönliche, verantwortungsvolle und kompromißlose Lebensauffassung des einzelnen Arztes gegenüber dem einzelnen Patienten darstellt und Sittlichkeit nicht durch einen nicht beurteilbaren Konsens des Patienten herstellbar ist. In jedem Fall ist die ethische Verpflichtung des Salus aegroti suprema lex und des Nil nocere ein über jeden politischen, soziologischen und juristischen Eingriff hinausgehendes Kriterium des ärztlichen Handelns.

Das Tier als Modell für Kreislaufstudien

(Notwendigkeit und Grenzen tierexperimenteller Forschung bei Kreislaufstudien)

K. van Ackern

Der Sinn eines Experimentes besteht darin, eine Fragestellung auf das Wesentliche zu abstrahieren und diese dann unter standardisierten, reproduzierbaren Bedingungen zu beantworten. Ein solches Vorgehen ist in der Medizin häufig nur im Tierexperiment möglich.

Bei dem Versuch, die im Thema gestellten Fragen zu beantworten, sollen zunächst die Grenzen tierexperimenteller Forschung im Rahmen von Kreislaufstudien diskutiert werden.

Wo liegen diese Grenzen speziell in der Anästhesiologie?

Bis in unmittelbare Vergangenheit war es schwierig, uns heute einfach erscheinende Kreislaufparameter direkt zu messen. So war z. B. lange Zeit die von dem Physiologen Adolph Fick 1870 erstmals vor der Würzburger Physiologischen-Medizinischen Gesellschaft vorgestellte Methode die einzige in der Klinik anwendbare Meßmöglichkeit zur Berechnung des Herzzeitvolumens. Die methodischen Grundlagen zur Messung des Herzzeitvolumens in kurzen zeitlichen Abständen mit der Farbstoff- bzw. Kälteverdünnungsmethode wurden durch die Untersuchungen von Stewart 1897 [17] und Hamilton 1928 [8] gelegt. Jedoch erst Anfang der 60er Jahre wurde die in der Klinik heute gebräuchliche HZV-Messung mit Hilfe der Kälte- und Farbverdünnungsmethode routinemäßig eingeführt (z. B. Lüthy 1962 [10]).

Ein anderes Beispiel ist der linksventrikuläre, enddiastolische Druck und das Arbeitsdiagramm des Herzens: Aus den Arbeiten von Frank 1895 [4], Straub 1917 [18] und Starling 1920 [16] ist bekannt, daß das enddiastolische Ventrikelvolumen und der hieraus resultierende enddiastolische Druck eine besondere Bedeutung in der Hämodynamik des linken und rechten Ventrikels haben. Die Messung des linksventrikulären enddiastolischen Druckes mit Hilfe eines Pulmonalis-Einschwemmkatheters gehört seit ca. 15 Jahren zur klinischen Routine (z. B. Ganz et al. 1971 [6]).

Es fällt – nicht nur bei diesen beiden herausgegriffenen Beispielen – auf, daß bis in die ersten Jahrzehnte unseres Jahrhunderts Grundkenntnisse über Kreislaufgrößen tierexperimentell erarbeitet wurden, daß aber eine lange Latenzzeit verging, bis die Messung dieser Kreislaufgrößen in der Klinik praktische Anwendung fand. Dies liegt wahrscheinlich daran, daß der wissenschaftliche Erkenntnisdrang durch die Kenntnis der grundsätzlichen Bedeutung dieser Kreislaufgrößen befriedigt war, daß aber eine invasive Diagnostik am Patienten – wenn sie überhaupt zum damaligen Zeitpunkt möglich gewesen wäre – unterblieb, weil eine solche keine therapeutischen Konsequenzen hatte. Überspitzt ausgedrückt bestand also längere Zeit das für uns heute merkwürdige Nebeneinander zwischen grundlegenden Kenntnissen der Kreislaufphysiologie und ihrer Nichtanwendung in der Klinik.

Als es in den 50er Jahren mit der Entwicklung der Herzchirurgie gelang, Herzfehler operativ zu korrigieren, entwickelte sich, aufbauend auf den oben beschriebenen Grundkenntnissen, die invasive Diagnostik dieser Herzfehler u.a. durch direkte Druckmessung in den einzelnen Herzhöhlen.

Es kamen also der therapeutische Nutzen und die technische Entwicklung der Meßmethodik zusammen, um Kreislaufgrößen, wie z.B. das Herzzeitvolumen oder den linksventrikulären enddiastolischen Druck, die früher nur im Tierlabor bestimmt wurden, jetzt routinemäßig in der Klinik zu messen.

Daraus ist zu ersehen, daß Grenzen und Notwendigkeit tierexperimenteller Forschung historisch-dynamischen Entwicklungen unterliegen.

Dank dieser tierexperimentell erarbeiteten Erkenntnisse ist es möglich, spezielle *pathophysiologische* Fragestellungen in der Klinik zu untersuchen, wie es im Tierexperiment nicht möglich ist. Hierzu zählen vor allem Fragestellungen, die sich im Rahmen sog. Zivilisationserkrankungen ergeben. Diese Zivilisationserkrankungen sind ein Privileg, das weitgehend dem Menschen vorbehalten ist. Es gibt in der Natur kein Lebewesen außer dem Menschen, das eine Hypertonie, eine koronare Herzerkrankung oder einen Diabetes mellitus erleidet – um nur einige zu nennen. Die besondere epidemiologische Bedeutung von Herz- und Gefäßerkrankungen geht aus folgenden statistischen Daten hervor [25]:

Nach Angaben des statistischen Bundesamtes Wiesbaden starben im Jahre 1982 in der Bundesrepublik Deutschland insgesamt 715900 Personen. Bei 360500 waren Krankheiten des Herz-Kreislaufsystems die unmittelbare Todesursache. 131900 von diesen an Herz-Kreislauferkrankungen verstorbenen Bundesbürgern erlagen einer ischämischen Herzerkrankung, 82700 verstarben an den direkten Folgen eines Myokardinfarktes.

Es wird angenommen, daß bei den Erwachsenen der Industrieländer etwa 20% an Hypertonie leiden. Für die Bundesrepublik Deutschland sind die Zahlen der Hypertoniker einigermaßen verläßlich auf 9000000 geschätzt. Die Gesamtletalität an Hochdruck und den sich daraus ergebenden Folgeerkrankungen wird mit 25% angenommen [20]. Die wichtigste Folgeerkrankung der Hypertonie ist die koronare Herzerkrankung: Bei 60–70% der infolge einer Hypertonie Verstorbenen ist die Todesursache eine koronare Herzerkrankung. Die erste Erkenntnis darüber, daß ein hoher Blutdruck mit einer höheren Morbidität und Mortalität belastet ist, war nicht Ergebnis einer tierexperimentellen oder klinischen Untersuchung, sondern sie ergab sich daraus, daß amerikanische Lebensversicherungs-Gesellschaften die exakten Prämien für ihre Versicherungsnehmer errechnen wollten. Sie untersuchten 102000 verstorbene und 4000000 lebende Versicherungsnehmer und kamen dabei zu dem Ergebnis, daß ein Blutdruck von systolisch mehr als 140 mmHg und diastolisch über 95 mmHg mit einer höheren Inzidenz von Erkrankungen und einer höheren Letalität verbunden ist [15].

Herz-Kreislauferkrankungen nehmen in unserem operativen Krankengut nicht nur deshalb eine besondere Rolle ein, weil sie ganz allgemein zunehmen oder weil die Zahl von alten Menschen in unserer Population größer wird und damit vermehrt ältere, vorerkrankte Patienten zur Operation kommen. Es gibt auch spezielle Krankheitsbilder und sich daraus notwendig ergebende früher nur begrenzt durchgeführte operative Eingriffe, bei denen die Inzidenz solcher Kreislauferkrankungen weit über dem Durchschnitt liegt. Diese gilt z.B. für Patienten, die zur operativen Korrektur von Gefäßerkrankung kommen. Bei diesen Patienten ist nur ausnahmsweise eine Gefäßpro-

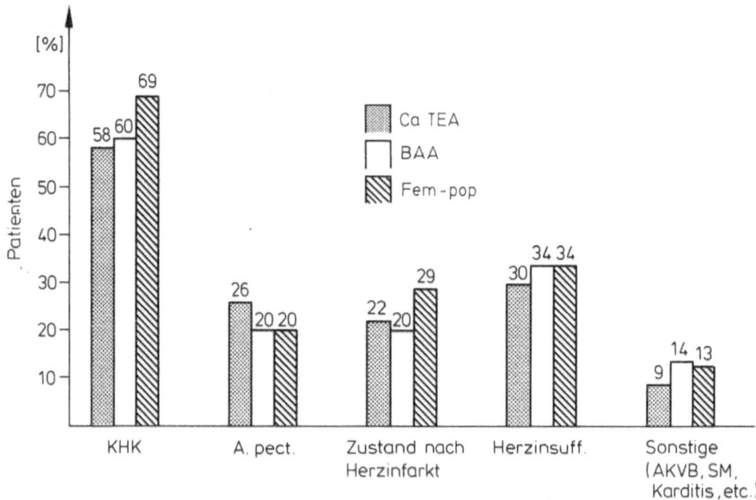

Abb. 1. Art und Häufigkeit kardialer Vorerkrankungen (in Prozent) bei 300 Gefäßpatienten (nach [3]). AKVB: aortokoronarer Venenbypass; SM: Schrittmacher

vinz allein betroffen. Trotz erhöhter operativer Risiken besteht eine Operationsindikation, weil Gefäßverschlüsse, Aneurysmen mit Rupturschmerz oder vorübergehende ischämische Attacken dazu zwingen. Die Begleiterkrankungen solcher Patienten hat exemplarisch eine Untersuchung aufgezeigt, die Erdmann et al. [3] bei 300 Patienten, die sich einer Gefäßoperation unterziehen mußten, im Jahre 1982/83 durchgeführt haben. Die Patienten wurden an einer Karotisstenose, einem Bauchaortenaneurysma, einem femoro-poplitealen Verschluß oder einer Stenosierung operiert. Das mittlere Alter der Patienten betrug 65 Jahre. Bei der präoperativen Untersuchung wurde bei 58–69% der Patienten eine koronare Herzerkrankung festgestellt, wie in Abbildung 1 dargestellt, die sich entweder als fortbestehende, stabile Angina pectoris (20–26%) oder als abgelaufener Herzinfarkt (20–29%) zeigte. 209 von diesen 300 Patienten, das sind 70%, wiesen ein pathologisches EKG auf. 31% hatten elektrokardiographische Hinweise für einen abgelaufenen Herzinfarkt. Die Mortalität dieser Patienten in der Klinik betrug in der Karotis-Operationsgruppe 0,8%, bei den Bauchaorten-Aneurysmen 5,3% und in der femoro-poplitealen Gruppe 1,5%. Eine Analyse der Todesursachen ergibt, daß 4 von 10 verstorbenen Patienten einen Herzinfarkt erlitten. Diese koronaren Komplikationen traten nur bei Patienten auf, bei denen anamnestisch bereits eine koronare Herzerkrankung bekannt war. Von den im EKG erfaßten *und* enzymatisch gesicherten Myokardinfarkten war die Hälfte tödlich. Bei 190 Patienten war präoperativ eine Hypertonie bekannt, bei 125 dieser Patienten trat intra- bzw. postoperativ eine Hypertonie auf (Blutdruck höher als 180 mmHg systolisch), die entsprechend therapiert wurde. Bei den restlichen 110 Patienten ohne präoperative hypertone Blutdruckwerte traten bei 46 Patienten intra- bzw. postoperative behandlungsbedürftige hypertensive Krisen auf.

Diese Untersuchung zeigt, daß die Inzidenz von Riskofaktoren wie Hypertonie und koronare Herzerkrankung in bestimmten Kollektiven, die zur Operation kommen, extrem hoch ist und daß die häufigste Todesursache der Myokardinfarkt auf dem Boden der koronaren Herzerkrankung ist.

Koronare Herzerkrankung und Hypertonie stellen also in Zusammenhang mit Anästhesie und Operation ein hohes Risiko dar. Die Faktoren, die zu diesem Risiko führen, können eigentlich nur in der Klinik untersucht werden. So wurde z. B. auf dem Coronary Heart Disease Task Group Panel Report 1973 [26] festgestellt, daß es kein adäquates Tiermodell gibt, koronare Herzerkrankung, Myokardinfarkt, plötzlichen Herztod und Arrhythmien, die sich aus der koronaren Herzerkrankung ergeben, nachzuahmen.

Damit läßt sich feststellen:

Die Grenzen einer tierexperimentellen Untersuchung liegen zum einen darin, daß die Herzkreislaufmessungen, die früher nur im Tierexperiment möglich waren, heute routinemäßig in der Klinik durchgeführt werden können, und zum anderen, daß spezielle Erkrankungen, wie koronare Herzerkrankung und Hypertonie, nur bei Menschen auftreten und deshalb eigentlich nur in der Klinik und nicht im Tierexperiment untersucht werden können.

Sind nun demnach Tierexperimente zur Beantwortung von Fragestellungen aus dem Kreis der Zivilisationserkrankungen überflüssig?

Es ist eine allgemein bekannte Tatsache, daß die Beantwortung eines wissenschaftlichen Problems weitere Fragen aufwirft. Dieses soll anhand von zwei klinischen Problemen erläutert werden: Das Problem der Infarktgefährdung von Patienten mit koronarer Herzerkrankung im perioperativen Bereich und das Problem der negativ inotropen Wirkung von Narkotika.

Wie schon dargestellt, ist das Risiko von Patienten mit koronarer Herzerkrankung im Zusammenhang mit Anästhesie und Operation nach wie vor nicht befriedigend gelöst. Die koronare Herzerkrankung ist in der Regel ein regionales Geschehen. Unsere Kenntnisse über Veränderungen in regionalen Myokardbezirken unter Ischämiebedingung sind nach wie vor gering. Diese Veränderungen sind meßtechnisch schwierig zu erfassen. Gerade aber diesen regionalen Ischämien scheint, selbst wenn sie nur kurzfristig auftreten, besondere Bedeutung zuzukommen.

Dies geht aus folgendem hervor: Lange Zeit wurde angenommen, daß eine Myokardischämie, abhängig von Ausmaß und Dauer, zwei Reaktionsweisen nach sich zieht:

1. Bei völligem Verschluß einer Koronararterie von mehr als 20 min wird die Myokardzelle sowohl im Tierexperiment wie in der Klinik irreversibel geschädigt, gekennzeichnet durch Nekrose, Freiwerden von Enzymen sowie Versagen der Funktion. Diese Schädigungen sind durch Reperfusion nicht wieder zu beheben.
2. Kürzere Perioden einer Myokardischämie führen zu einer Verminderung der Myokardfunktion. Diese Schädigungen sind jedoch, wenn sie nicht sehr ausgeprägt sind, nach Wiederherstellung der Perfusion reversibel mit Erholung von Zellstruktur, Zellfunktion und Zellstoffwechsel.

Neuere Untersuchungen zeigen jedoch, sowohl im Tierexperiment wie in der Klinik, daß auch nach kurzzeitigen Ischämien Struktur und Funktion der Myokardzelle längere Zeit, d. h. bis zu Tagen, gestört bleiben können [18]. Im Tierexperiment können kurze Perioden einer Ischämie, die jede für sich genommen keine Myokardnekrose zur Folge haben, einen kumulativen Effekt haben und dadurch zur definitiven Myokardnekrose führen [7]. Es ist leicht einsehbar, daß solche Untersuchungen zunächst nur unter standardisierten und reproduzierbaren Bedingungen im Tierexperiment durchführbar sind. Tiere erleiden jedoch keine Koronarstenose (s. o.), auf der anderen Seite folgt eine Koronarstenose beim Warmblüter in Klinik und Experiment allgemeinen, weitgehend vergleichbaren Gesetzmäßigkeiten. Wenn dieses Konzept auch für die Klinik stimmt, wie es im Tierexperiment eindeutig nachweisbar ist, dann kommt intraoperativ auftretenden Myokardischämien, etwa durch hypertensive Reaktion oder massiven Abfall des koronaren Perfusionsdruckes, erhebliche Bedeutung zu. Dies könnte die Häufigkeit der Myokardinfarkte in perioperativen Bereich mit erklären helfen.

Die Kenntnis darüber, daß die Anästhetika eine negativ inotrope Wirkung auf das Herz haben, wurde im Tierexperiment erarbeitet, zunächst am isolierten Papillarmuskel, am isolierten Herzen des Herz-Lungen-Präparates, dann am intakten Tier (z. B. [19, 24]). Als die technische Entwicklung der Meßmethodik es erlaubte, Kontraktilitätsgrößen wie die Druck-Anstiegsgeschwindigkeit (dp/dt-max) auch in der Klinik zu messen, wurden diese Erkenntnisse auf den Patienten ausgedehnt [2]. Damit ließ sich die Wertigkeit der myokarddepressiven Wirkung von Anästhetika in der Klinik abschätzen. Nach unserem heutigen Kenntnisstand sind wir deshalb in der Lage, für klinische Verhältnisse eine genügend genaue Abschätzung der zu erwartenden negativen Inotropie bei Kenntnis des Zustandes eines Patienten zu machen.

Vom wissenschaftlichen Standpunkt unbeantwortet ist aber die Frage, warum Anästhetika überhaupt negativ inotrop wirken. Diese Frage ist unter klinischen Bedingungen nicht zu beantworten, da in der Klinik eine Vielzahl von Faktoren auf das Herz-Kreislaufsystem, hier speziell auf das Myokard, einwirken, deren Wirkung jeweils für sich genommen nicht abschätzbar ist. Das Wesen eines Experimentes besteht jedoch, wie eingangs schon erwähnt, darin, daß verschiedene Faktoren, wie sie in der Klinik gemeinsam auftreten, weitgehend abstrahiert werden müssen. Um die Frage über die Natur der negativen Inotropie zu beantworten, muß deshalb der Mechanismus von Narkotika auf die einzelne Myokardzelle, bzw. Zellorganellen untersucht werden. Dieses ist jedoch nur wieder im Tierexperiment möglich. So untersuchten Merin et al. an Mitochondrien von Hundeherzen den Einfluß von Halothan [11]. Dabei konnten sie feststellen, daß Halothan die Aktomyosin-Adenosin-Triphosphatase dosisabhängig hemmt. Dies geschieht dadurch, daß weniger Kalzium aus intrazellulären „Stores" unter Halothaneinfluß zur Verfügung gestellt wird. Applikation von Kalzium kann die Hemmung der Aktomyosin-Adenosin-Triphosphatase aufheben. Su und Kerick 1980 konnten eine Verminderung der Kalziumaufnahme im sarkoplasmatischen Retikulum von isolierten Myokardfasern unter Einfluß von Enfluran und Halothan zeigen [21]. Auf den ersten Blick mögen solche Untersuchungen und Befunde nur den wissenschaftlichen Erkenntnisdrang befriedigen. Kenntnisse über den Kalzium-antagonistischen Effekt der Anästhetika lassen jedoch die negative Inotropie besonders bei Patienten mit koronarer Herzerkrankung in einem ganz anderem Licht erscheinen, was zu einer anderen klinischen Wertung der negativen Inotropie führen kann.

Wie diese Beispiele zeigen, bleiben eine Vielzahl von Fragen auf dem Gebiet der Herz-Kreislaufforschung in der Klinik noch unbeantwortet; sie können im Detail auch weiterhin nur am Tier bearbeitet werden. Die Tierexperimente sind jedoch wesentlich komplizierter und aufwendiger als in der Vergangenheit.

Bereiche, deren Grundlagen bisher noch nicht ausreichend erarbeitet wurden bzw. die aufgrund des technischen Entwicklungstandes heute nur mit invasiven, in der Klinik nicht anwendbaren Meßmethoden erfaßt werden können, seien an zwei Beispielen näher beleuchtet: an der Erforschung der Pathobiochemie des Schocks und der Erforschung der Mikrozirkulation.

Bis zur Mitte der sechziger Jahre gelang es, anhand tierexperimenteller Untersuchungen und klinischer Beobachtungen eine Schockdefinition zu erarbeiten, die zu entsprechenden therapeutischen Konsequenzen führte [12, 22]. Der Erfolg, den das bessere Verständnis der Pathophysiologie des Schocks in der Therapie brachte, spiegelt sich in der großen Zahl von überlebenden polytraumatisierten Patienten wider. In Abbildung 2 ist der Rückgang der Letalität verwundeter Soldaten in verschiedenen Kriegen bzw. militärischen Konflikten dargestellt [24], der neben anderen therapeutischen und organisatorischen Maßnahmen auf eine verbesserte Schockbehandlung zurückzuführen ist. Für die Wissenschaft ging jedoch die Frage nach den „tieferen" Gegebenheiten des Schocks weiter. Untersuchungen im Tierexperiment bzw. an einzelnen Organen oder Zellverbänden führten in den letzten Jahren zu wichtigen Erkenntnissen über spezielle Kaskadensysteme im Schock [14]. So bewirken z. B. Komponenten des Kallikrein-Kinin-Systems, des Komplementsystems, des Gerinnungssystems sowie Freisetzung von Serotonin, Histamin, Katecholaminen oder Hypoxie und mechanische Reize eine Aktivierung des Arachidonsäuremetabolismus (s. Abb. 3), wobei eine Reihe von hochwirksamen Intermediär- und Endprodukten entsteht. Daneben liegen neuere Erkenntnisse über die Reaktion von Endothelzellen während des Schocks vor. Dank der Möglichkeiten der Transmissions-Elektronenmikroskopie haben die Kenntnisse über den Feinbau von Endothelzellen rasch zugenommen. Nachdem es auch gelungen ist, menschliche Endothelzellen zu züchten, bahnen sich experimentelle Möglichkeiten an, die über rein strukturelle Untersuchungsmethoden hinaus gehen [13]. Die bisherigen Ergebnisse führten zu einer wesentlichen Erweiterung unseres Wissens über das Wesen des Schocks. Auch wenn diese Erkenntnisse bislang „nur" wissenschaftlicher Natur sind, so scheinen sich heute schon deutliche Ansätze bezüglich pharmakologischer Beeinflussung dieser einzelnen Kaskadensysteme zu ergeben, die Aussichten auf einen klinisch erfolgreichen Einsatz haben.

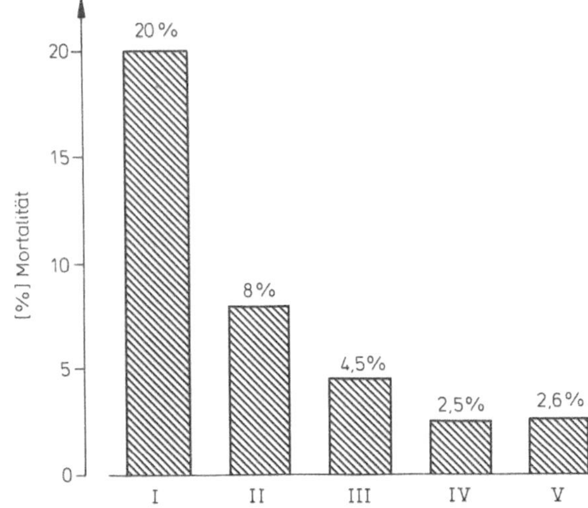

Abb. 2. Rückgang der Letalität verwundeter Soldaten in verschiedenen militärischen Konflikten (nach [24]).
I Krim-Krieg, U. K. (1854–1856);
II 1. Weltkrieg, U. S. A. (1917–1918);
III 2. Weltkrieg, U. S. A. (1941–1945);
IV Korea-Krieg, U. S. A. (1950–1953);
V Vietnam-Krieg (1961–1973)

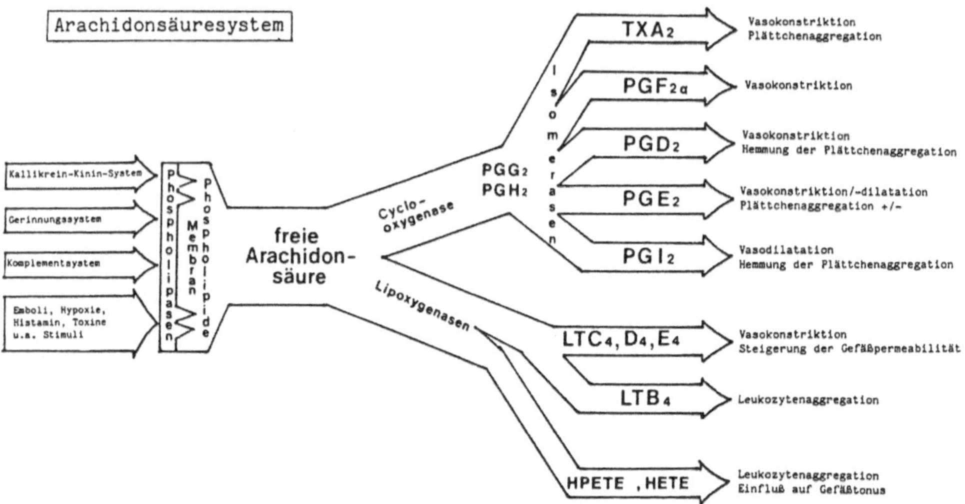

Abb. 3. Schematische Darstellung der Stimulationsmechanismen und verschiedener Stoffwechselwege der Arachidonsäure (nach [14])

Ein zweites Beispiel: Die Mikrozirkulation ist das Bindeglied zwischen der Makrohämodynamik und der einzelnen Zelle. Der Begriff Mikrozirkulation umschreibt eine funktionelle Einheit, bestehend aus allen Blutgefäßen mit einem Durchmesser von weniger als 30 μ, dem in ihnen strömenden Blut, dem umgebenden Interstitium und den peripheren kleinen Lymphgefäßen. Alle diese Komponenten der Mikrozirkulation gewährleisten gemeinsam den Stoffaustausch zwischen Blut und Gewebe und dienen der lokalen Anpassung der Perfusion an den Stoffwechselbedarf der Zellen. Die entscheidenden Größen der Mikrozirkulation sind u.a.: funktionelle Kapillardichte, Kapillardurchfluß, Kapillardruck, Kapillarzuteilung, Erythrozytengeschwindigkeit, Kapillardurchmesser. Veränderungen dieser Größen unter ruhenden Bedingungen sind stochastischer Natur, d.h. zufällig auftretend und damit auch in einem Computermodell, wie vergeblich versucht wurde, nicht darzustellen. Abgesehen von Beobachtungen an der Retina oder an der Nagelfalz sind sie bisher ausschließlich im Tierexperiment sehr aufwendig und schwierig direkt zu messen.

Die Messung von mikrozirkulatorischen Veränderungen und der erforderliche technische Aufwand sollen im folgenden exemplarisch dargestellt werden: N. Franke [5] hat die Veränderung der Mikrozirkulation während kontrollierter Hypotension durch Natriumnitroprussid und Nitroglycerin vergleichend untersucht. Hierzu wurde Goldhamstern zur Beobachtung der Mikrozirkulation eine Aluminiumkammer in eine dorsale Hautfalte implantiert. Nach einer Erholungsphase von 3 Tagen wurden die Tiere in einem durchsichtigen Plastiktubus immobilisiert und atmeten spontan 30% O_2 und 70% N_2. Der arterielle Druck wurde mit Nitroglycerin und mit Natriumnitroprussid zunächst auf 70 mmHg, dann auf 40 mmHg gesenkt. Die mikrohämodynamischen und morphologischen Parameter wurden mittels Intravitalfluoreszenzmikroskopie im Bereich dieser besonders präparierten Hautfalte gemessen. Das mikroskopische Bild wurde über eine Videokamera auf Videoband gespeichert und die Blutzellstromgeschwindigkeit auf der Videoaufzeichnung mit Hilfe einer speziellen Methodik gemessen. Der Gefäßdurchmesser wurde mit Hilfe eines Fernsehmonitors bestimmt, ferner mit einer stereologischen Methodik die funktionelle Kapillardichte ermittelt. Der lokale PO_2 wurde mit Hilfe der Platin-Mehrdrahtelektrode gemessen.

Folgende Ergebnisse wurden erhoben: Bei natriumnitroprussid-induzierter Drucksenkung tritt auf der untersuchten Gewebeoberfläche eine Hypoxie auf; bei Nitroglycerin bleibt die Gewebeoxygenierung unverändert normal.

Die direkte intravitalmikroskopische Untersuchung zeigt, daß bei einer Hypotension durch Natriumnitroprussid die Dichte der erythrozytenperfundierten Kapillaren in der Muskulatur bei 70 mmHg und noch deutlicher bei 40 mmHg abnimmt; die Abstände zwischen den einzlnen erythrozytenperfundierten Kapillaren werden größer, damit erhöht sich der Bereich niedriger PO_2-Werte im Gewebe. Nitroglycerin zeigt keine solchen Veränderungen.

Natriumnitroprussid und Nitroglycerin senken zwar in identischer Weise den arteriolären Druck, die Veränderungen des venolären Druckes sind jedoch bei beiden Pharmaka unterschiedlich, wie in Abbildung 4 dargestellt: Nur in der Nitroglyceringruppe fällt auch der venoläre Druck ab, und damit wird der für die Kapillarperfusion entscheidende strömungswirksame Druckgradient zwischen den Arteriolen und Venolen vermindert. Bei natriumnitroprussid-bedingter Hypotension bleibt dieser Druckgradient unverändert. Natriumnitroprussid leitet den Blutfluß über funktionelle Shunts, die Arteriolen und Präkapillaren direkt mit den Venolen verbinden, um. Durch diese fließen bei Drucksenkung mittels Natriumnitroprussid auf 40 mmHg 55% des arteriell einströmenden Blutes.

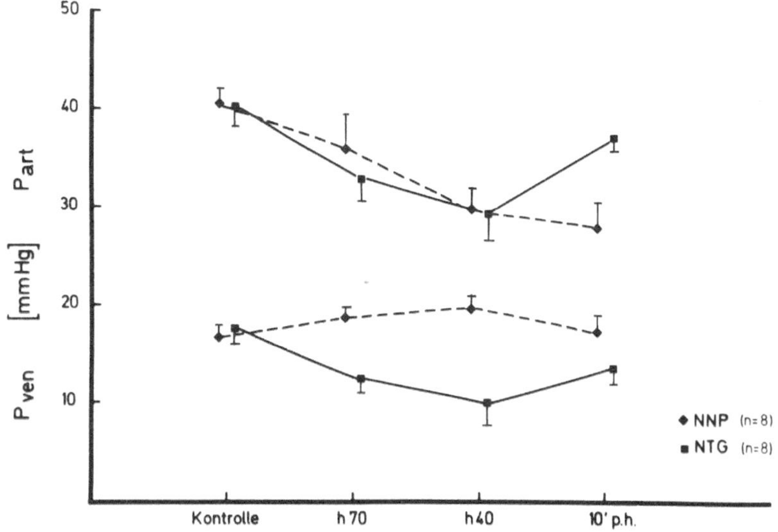

Abb. 4. Intravasaler Druck in Arteriolen mit einem Durchmesser von 20–40 µm bei Drucksenkung durch Natriumnitroprussid (NNP) und Nitroglycerin (NTG) nach Franke [5]. Die Verminderung der arteriolären Drücke durch beide Pharmaka sind gleichwertig, die Veränderung des venolären Druckes dagegen unterschiedlich: Unter Nitroglycerin fällt er ab, unter Natriumnitroprussid bleibt er gleich hoch

56   K. van Ackern

Durch Umverteilung des Blutes kann das mit hoher Stromstärke durch die Kurz-
schluß-Kapillaren fließende Blut nur wenig Sauerstoff abgeben und strömt mit hohem
PO_2 in die Venolen ein. Dies erklärt das Auftreten einer Gewebshypoxie bei hohen
venösen PO_2-Werten.

Diese Befunde über die Veränderungen der Mikrozirkulation machen deutlich, daß
Nitroglycerin für eine gesteuerte Hypotension in der Klinik eindeutig zu bevorzugen
ist.

Zusammenfassend dürfen wir feststellen:

Die Notwendigkeit und Grenzen tierexperimenteller Forschung unterliegen einer dy-
namischen, historischen Entwicklung. Die Grenzen tierexperimenteller Untersuchungen werden durch die sog. Zivilisationserkrankungen, die nur den Menschen vorbehalten sind, gesteckt. Jedoch ergeben sich auch hier Aspekte, die bis heute nur tierexperimentell untersucht werden können.

Bestimmte Bereiche des Kreislaufs sind auch heute noch nur tierexperimentell zu
erfassen. Dies gilt ganz besonders für das Gebiet der Mikrozirkulation. So ist die Beobachtung der Mikrozirkulation, von ganz wenigen Beispielen abgesehen, nur im Tierexperiment möglich. Wegen ihrer schwierigen Zugänglichkeit und der aufwendigen,
noch in Entwicklung befindlichen Methodik ist dies ein Forschungsgebiet, über das
relativ wenig bekannt ist. Dies steht im Mißverhältnis zu seiner Bedeutung als Bindeglied zwischen Makrohämodynamik und Versorgung der Zelle mit Sauerstoff und
Substraten. Hier wird sich in Zukunft ein weites Feld tierexperimenteller Forschung
eröffnen.

Literatur

1. Braunwald E, Kloner RA (1982) The stunned myocardium: Prolonged, postischemic ventricular
   dysfunction. Circulation 66:1146
2. Eger EI, Smith NT, Stoelting RK (1970) Cardiovascular effects of halothane in man. Anesthesiology 32:396
3. Erdmann E, Klein A, Hacker H (1985) Die internistische präoperative Beurteilung und Therapie
   des Gefäßpatienten. Eine Untersuchung an 300 konsekutiv operierten Patienten. In: Martin E,
   Jesch F, Peter K (Hrsg) Anaesthesiologische Probleme in der Gefäßchirurgie. Springer, Berlin
   Heidelberg New York Tokyo, S 55
4. Frank O (1895) Zur Dynamik des Herzmuskels. Z Biol 32:370
5. Franke N (1984) Veränderungen der Mikrozirkulation während kontrollierter Hypotension mittels
   Natriumnitroprussid und Nitroglycerin. In: Hochrein H, Langenscheid C (Hrsg) Nitroglycerin IV.
   Pharmazeutische Verlagsgesellschaft. München, S 157
6. Ganz W, Donoso R, Marcus HS, Forrester JS, Swan HJC (1971) A new technic for measurement of
   cardiac output by thermodilution in man. Am J Cardiol 27:391
7. Geft IL, Fisbein MG, Ninomiya K et al. (1982) Intermittent periods of ischemia have a cumulative
   effect and may cause myocardial necrosis. Circulation 66:1151
8. Hamilton WF, Moore JW, Kinsman JM, Surling RG (1928) Simultaneous determination of the
   greater and lesser circulation times of the mean velocity of blood flow through the heart and lungs,
   of the cardiac output and an approximation of the amount blood actively circulating in the heart
   and lungs. Am J Physiol 85:377
9. Kloner RA, De Boer LWV, DArsee JR, Ingwall JS, Hale S, Braunwald E (1981) Recovery of cardiac function and adenosine triphosphate requiring 7 days of reperfusion following 15 minutes of
   ischemia. Clin Res 29:562A

10. Lüthy E (1962) Die Hämodynamik des suffizienten und insuffizienten rechten Herzens. Bibliotheca Cardiologica, Fasc. 11; Karger, Basel New York
11. Merin RG, Kumazawa T, Honig C (1974) Reversible interaction between halothane und Ca^{++} on cardiac actomyosin adenosine triphosphatase: Mechanism and significance. J Pharmacol Exp Therap 130:1
12. Messmer K, Sunder-Plassmann L (1975) Schock. In: Lindenschmidt TO (Hrsg) Pathophysiologische Grundlagen der Chirurgie. Thieme, Stuttgart, S 75
13. Nees S (1985) Das vaskuläre Endothel und seine Bedeutung im Rahmen pathobiologischer Prozesse. In: Martin E, Jesch F, Peter K (Hrsg) Anaesthesiologische Probleme in der Gefäßchirurgie. Springer, Berlin Heidelberg New York Tokyo, S 8
14. Neuhof H (1985) Physiologische und pathophysiologische Rolle von Eikosanoiden im kardiovaskulären System unter dem Aspekt der Therapie peripherer Gefäßerkrankung. In: Martin E, Jesch F, Peter K (Hrsg) Anaesthesiologische Probleme in der Gefäßchirurgie. Springer, Berlin Heidelberg New York Tokyo S 41
15. Society of Actuaries (1959) Build and blood pressure study Vol 1:17. Chicago
16. Starling EH (1920) Das Gesetz der Herzarbeit. Birche, Bern
17. Stewart GN (1897) Researches on the circulaltion time and on the influences which effect it. IV. The output of the heart. Am J Physiol 22:259
18. Straub H (1917) Das Arbeitsdiagramm des Säugetierherzens. Plügers Arch 169:564
19. Strauer BE (1972) Contractile responses to morphine, piritramide, meperidine, and fentanyl; a comparative study of effects on the isolated ventricular myocardium. Anesthesiology 37:304
20. Strauer BE (1984) Das Hochdruckherz. Springer, Berlin Heidelberg New York Tokyo
21. Su JY, Kerick WGL (1980) Effects of enflurane of functionally skinned myocardial fibers from rabbits. Ancsthesiology 32:385
22. van Ackern K, Mehmel H, Schmidt HP, Schmier J (1971) Schock durch gesteuerten Sauerstoffmangel. Ärztl Forsch 10:309
23. van Ackern K, Deuster JE, Mast GJ (1972) Akute Minderung der Kontraktilität des Warmblütermyokards durch Ketamine. Z prakt Anästh 7:309
24. van Ackern K (1982) Erstversorgung und Transport von polytraumatisierten Patienten. In: Lawin P, Jesch F (Hrsg) Der polytraumatisierte Patient. Thieme, Stuttgart New York, S 1
25. van Ackern K, Albrecht M (1985) Balancierte Anästhesie bei thoraxchirurgischen Eingriffen. Anästh Intensivmed 26:317
26. Winbury MM (1975) Experimental coronary disease – Models and methods of drug evaluation. In: Schmier J, Eichler O (eds) Handbook of Pharmacology Vol. XVI/3. Springer, Berlin Heidelberg New York

Sachverzeichnis